Heidelore Kluge

Urin – Heilquelle des Menschen

Stärkung des Immunsystems durch Eigenurin. Heilung bei
Allergien, Infektionen, Hautkrankheiten und rheumatischen Erkrankungen

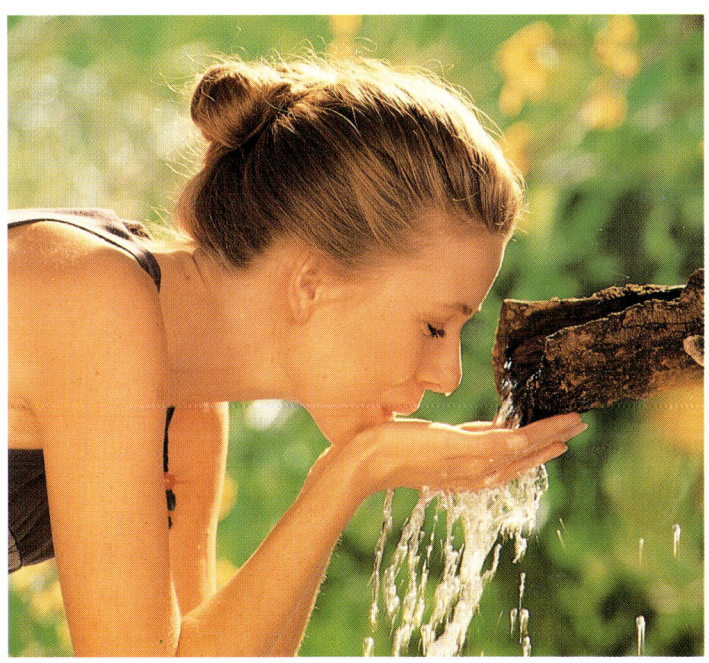

Südwest

Inhalt

Der Arzt Paracelsus

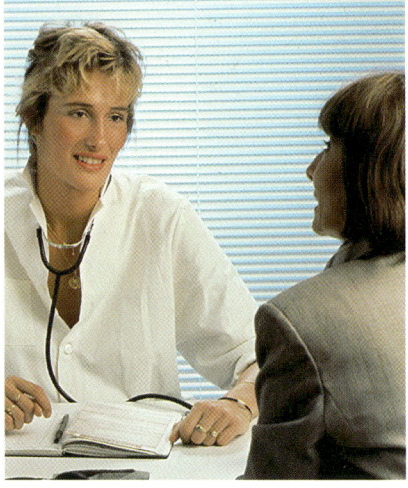

Informations-gespräch vor der Urintherapie

FAMOSO·DOCTOR   PARESELSVS.

Ausgewogene Ernährung ist wichtig

Teststreifen zur Harndiagnose

Urin – in der Färberei eingesetzt

Vorwort

Mit dem Urin trägt jeder Mensch ständig seine eigene Apotheke in sich, auf die er immer wieder zurückgreifen kann. Sie können ihn z. B. zur Ersten Hilfe bei kleineren Verletzungen oder zur Behandlung von akuten und chronischen Erkrankungen einsetzen. Der eigene Urin dient aber auch zur Vorbeugung gegen Krankheiten und zur Steigerung der körpereigenen Abwehrkräfte. Mit Eigenurinbehandlungen fördern Sie zudem Ihre Leistungsfähigkeit und Ihr allgemeines Wohlbefinden.

Urin ist Naturmedizin

Während industriell hergestellte Medikamente jeweils nur einen Teilaspekt der individuellen Krankheiten abdecken können, enthält der eigene Urin das gesamte Spektrum der Krankheitsinformationen im Körper.

Wenn Sie Arzneien gegen eine bestimmte Krankheit oder zur Vorbeugung einnehmen, sind sie meist auf ein spürbares Symptom Ihrer Krankheit abgestimmt und bekämpfen es.

Ihr eigener Urin hingegen ist wie ein Spiegel Ihres aktuellen Gesundheitszustandes. Er weiß nicht nur, was Ihrem Körper fehlt, er hat auch die Heilmittel in der richtigen Zusammensetzung parat. Alles, was Sie an Krankheitsstoffen in sich tragen, kann über den Urin – ähnlich wie bei der Impfung – zur Selbstimmunisierung beitragen.

Durch Trinken (oder Einmassieren) werden dem Körper bestimmte ausgeschiedene Substanzen in sehr kleinen Mengen wieder zugeführt. Dabei sind natürlich auch solche, die von einem möglichen Krankheitsprozeß stammen. Ihr Körper bildet dann dagegen sofort Abwehrkörper, und der Heilungsprozeß beginnt.

Der eigene Urin dient zur Steigerung des Immunsystems und hilft bei verschiedenen Krankheitssymptomen.

Die Therapie mit dem eigenen Urin ist sicherlich kein Wundermittel. Krankheiten sind ja in den meisten Fällen nicht nur physischer Art, sondern haben auch einen psychischen Hintergrund. Sie erfordern also immer eine ganzheitliche Behandlung. Urintherapie allein reicht deshalb nicht aus, um einen »neuen Menschen« aus Ihnen zu machen. Verbinden Sie die Urinbehandlung aus diesem Grund möglichst mit einer Umstellung Ihrer Lebensgewohnheiten (Ernährung, Bewegung, Schlafrhythmus) – dann wird der Heilungserfolg auch von Dauer sein!

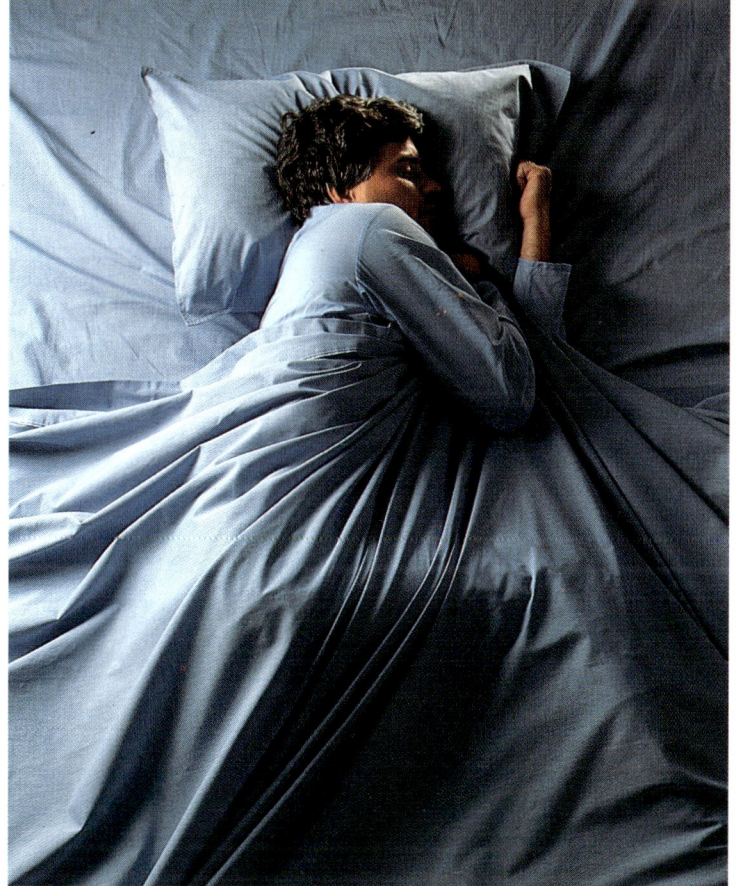

Ungestörter Schlaf stellt die seelische und körperliche Spannkraft wieder her. Eine ausreichende tägliche Erholungsphase braucht unser Organismus, um fit, leistungsfähig und gesund zu bleiben.

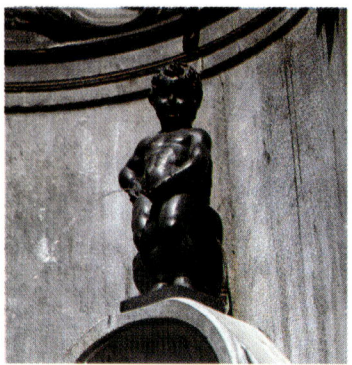

Kein Tabu – der selbstbewußte Urinstrahl des »Maneken Pis« in Brüssel

Bestimmt sind Sie auch schon einmal mit dem Hausmittel Urin in Berührung gekommen – überlegen Sie doch mal!

Erfahrungen mit der Urintherapie

Meine erste Begegnung mit der Urintherapie fand im Wartezimmer meines Hausarztes statt. Dort traf ich eine Bekannte, die mir begeistert erzählte, daß sie durch tägliches Urintrinken ihr Sodbrennen, das sie seit Jahren quälte, kuriert hatte.

Kurz danach berichtete eine andere Bekannte, bei der sich während eines Wanderurlaubs in Griechenland eine lederartige Hautverhärtung im Rückenbereich zeigte, die weder auf kosmetische noch auf medizinische Cremes reagierte, daß sie dieses Problem innerhalb weniger Tage durch einfaches Betupfen mit Urin lösen konnte.

Therapie durch Eigenurin?

Zuerst hatte ich mich geschüttelt.

Dann wurde ich neugierig. Und schließlich fielen mir die verschiedensten Erfahrungen ein, die ich aus meiner eigenen Familie kannte.

Mein Vater, der ebenso begeistert dem Pferdesport huldigte wie ich, hatte mir oft geraten, meine drückenden Reitstiefel mit Urin zu behandeln.

Meine Mutter, die von einem ostpreußischen Bauernhof stammt, erzählte, wie Hände und Füße schnell geheilt wurden, wenn sie z. B. beim Kartoffelausnehmen bei niedrigen Temperaturen aufgesprungen waren: durch Einreiben mit frischem Urin.

Den Babys in meiner Familie, die ja damals noch mit Mullwindeln gewickelt wurden, wurde der Mund jedesmal mit der durchnäßten Windel ausgewischt. Keines der Babys litt jemals unter Soor (Pilzerkrankung der Mundschleimhäute) – während mein eigener Sohn als Kind der Plastikwindelgeneration lange Monate damit zu kämpfen hatte.

Fast jeder hat schon mal

Durch Herumfragen im Bekannten- und Freundeskreis fand ich heraus, daß die meisten Menschen ebenfalls eigene Erfahrungen mit der Urintherapie gemacht hatten.

Mehrere waren in ihrer Kindheit durch die Anwendung von Urin von Diphtherie geheilt worden (eine Erkrankung, die vor allem während der dreißiger und vierziger Jahre lebensbedrohend war) – durch Gurgeln, Einreibungen und Urintrinken. Viele hatten Hautunreinheiten und -erkrankungen erfolgreich mit Urin behandelt. Pickel, Akne, selbst neurodermitische Reaktionen konnten schnell und ohne Nebenwirkungen geheilt werden.

Als es noch keine Antibiotika gab, wurde oftmals Urin als Medikament eingesetzt.

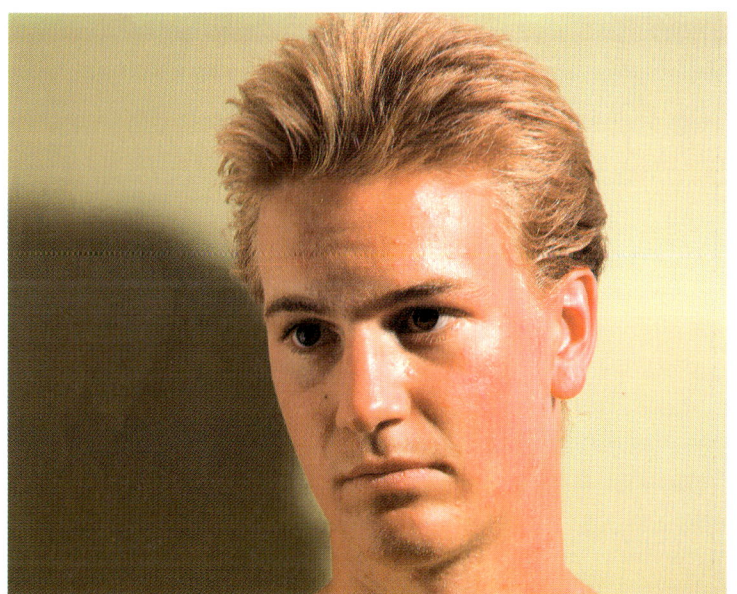

Akne und unreine Haut sind für junge Leute oft ein quälendes Problem. Selbstbewußtsein und Kontaktfreude können darunter ganz erheblich leiden – unnötigerweise, wenn es wirksame Hilfe gibt. Ein Heilmittel haben Sie auf jeden Fall zur Verfügung – Ihren Urin.

7

Im Kampf gegen Allergien

Eine Frau, die unter einer Allergie gegen Angorawolle leidet, konnte sich ebenfalls mit Eigenharneinreibungen helfen. Während der Wintermonate trugen die meisten ihrer Freundinnen Kleidungsstücke mit Angoraanteilen, worauf sie jedesmal mit Asthmaanfällen und heftigen Hautausschlägen reagierte. Für sie gab es die Alternative, ihre Freundinnen während dieser Zeit nicht zu treffen – oder aktiv etwas gegen ihre Allergie zu unternehmen.

So versuchte sie es mit einer Eigenharntherapie, bei der sie ihren ganzen Körper regelmäßig mit ihrem Urin einreiben sollte. Die Urintherapie wirkte desensibilisierend, d. h., ihr Körper reagierte nach der Urinbehandlung weniger sensibel auf das Allergen Angorawolle.

Hilfe in Notsituationen

Interessant sind insbesondere auch die Mitteilungen von ehemaligen Soldaten und Kriegsgefangenen über ihre Anwendungen mit Urin. In den Extremsituationen von Krieg und Gefangenschaft standen ja selbst für schwierigste chirurgische Eingriffe kaum geeignete Medikamente zur Verfügung. Nicht selten desinfizierten Ärzte deshalb ihre Instrumente mit Urin. Und viele Erkrankungen wurden von den Menschen in Eigentherapie durch die Anwendung ihres Urins behandelt.

Gurgeln mit Urin und Einreiben am Oberkörper zur Übung für die Truppe galt als medizinische Hilfsmaßnahme in Notzeiten und zur Vorbeugung.

Direkt nach dem Zweiten Weltkrieg ist in Deutschland z. B. Penizillin aus dem Urin von Patienten wiedergewonnen worden, die von Amerikanern mit diesem Antibiotikum behandelt worden waren. Es wurde konzentriert und dann dem Kranken wieder eingespritzt.

Im Krieg herrschte an vielem Mangel. Medikamente wurden zum Teil optimal durch Eigenurinbehandlungen ersetzt.

Der erste Selbstversuch

Aus der Literatur und aus den Erzählungen anderer Leute hatte ich also eine ganze Menge interessanter Erkenntnisse über die Urintherapie gewonnen. Trotzdem schüttelte ich mich immer noch bei dem Gedanken, die Urintherapie bei mir selbst anzuwenden. Nun gut, vielleicht äußerlich beim nächsten Mückenstich. Aber innerlich?

Dann bekam ich kurz vor einem öffentlichen Auftritt eine heftige Zahnfleischentzündung. Ich wußte aus Erfahrung, daß es zu einer entstellenden Schwellung der betreffenden Gesichtsseite kommen würde, gegen die mir bisher noch kein Medikament helfen konnte. Sollte ich die Veranstaltung absagen? Oder eventuell doch...?

Zahnschmerzen – was tun?

Ich habe es also selbst ausprobiert.

Mehrmals täglich betupfte ich die entzündete Kieferstelle mit einem in frischem Urin getränkten Wattestäbchen. Folgendes passierte:

- Die Entzündung ging innerhalb eines Tages zurück.
- Es kam nicht zu der gefürchteten Schwellung.
- Ich konnte an der geplanten Veranstaltung teilnehmen.
- Der Geschmack des Eigenurins überraschte mich – er war überhaupt nicht ekelig, schmeckte eher wie ganz leichtes Salzwasser.

Meine Vorurteile gegen die Urintherapie waren überwunden – und ich entschloß mich, dieses Buch zu schreiben.

Gesammelt sind Anwendungen bei den verschiedensten Erkrankungen. Außerdem, wie Urin entsteht und welche wichtigen Stoffe er enthält. Bei den Geschichten zum Urin fallen Ihnen bestimmt selbst noch kuriose Begebenheiten ein. Die Beispiele lassen sich fast beliebig fortsetzen.

Ein guter Einstieg für die Urintherapie ist sicher die äußere Anwendung – bei Blasen, Warzen oder kleineren Wunden mit einem Wattebausch.

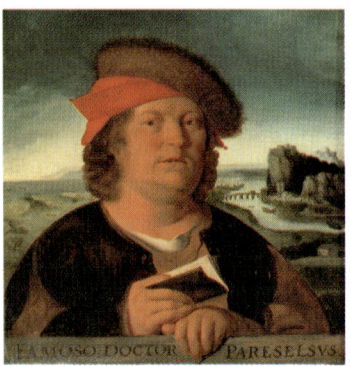

*Der Arzt und Naturforscher
Paracelsus*

Tatsachen über Urin

Urin ist nicht giftig

Wir nehmen täglich Gifte zu uns – durch die Luft, durch die Nahrung, durch die sogenannten Genußgifte wie Alkohol und Nikotin. Auch viele Grundstoffe von Medikamenten sind hochgiftig – etwa Extrakte aus Digitalis (Fingerhut), die gegen Herzkrankheiten eingesetzt werden. Selbst die sanfte homöopathische Medizin benutzt giftige Stoffe aus der Belladonna (Tollkirsche) und der Bryonie (Zaunrübe).
»Es kommt auf die Dosierung an«, sagte schon der berühmte Arzt und Reformer Paracelsus (1493–1541).

Wie sieht es nun mit dem Urin aus – diesem Heilmittel, das wir selbst produzieren?

Bakterien abwehren

Natürlich ist Urin nie vollkommen steril – er enthält immer Keime. Diese sind aber in den allermeisten Fällen harmlos. Schließlich ist jeder Mensch gegen seine eigenen Bakterien immun. Die Urintherapie wirkt also ähnlich wie eine Impfung, bei der dem Körper in geringer Menge Krankheitsstoffe zugeführt werden, um ihn zu immunisieren. Um aber die Bakterienzahl möglichst gering zu halten, wird beim Urintrinken grundsätzlich der Mittelstrahl verwendet. So sind die meisten Bakterien, die sich in der Harnröhre befinden, schon ausgespült. Nur in einigen Fällen, z. B. bei Blasen- und Nierenentzündungen, sind so viele Krankheitserreger im Urin, daß von dessen Verwendung abzuraten ist. Das gilt auch bei der Einnahme von Medikamenten. Sprechen Sie mit Ihrem

Viele Dinge, die wir zu uns nehmen, sind eigentlich giftig. Nicht so der Urin, wenn er richtig angewendet wird.

Arzt, bevor Sie eine Urintherapie beginnen. Eventuell können Sie vorher die Medikamente absetzen.

Urin ist heilsam

Eigenurin wird – im Gegensatz zu vielen Medikamenten, aber auch Nahrungsmitteln – niemals eine allergische Überreaktion auslösen. Der im Urin enthaltene Harnstoff hat darüber hinaus bakterientötende Wirkung. Verschiedene Wirkstoffe des Urins werden in der Pharmazie zu Medikamenten (besonders Salben) verarbeitet oder synthetisch hergestellt.

Urin – wie eklig!

Schnecken, Froschschenkel, Austern (die ja, wenn sie geschlürft werden, noch lebendig sind!) – das sind für manche Menschen wahre Delikatessen. Andere wiederum ekeln sich davor. Wer einmal gesehen hat, unter welchen Bedingungen Schweine, Mastkälber, Hühner gehalten werden, wird nicht selten zum Vegetarier. Und was ist mit Götterspeise und Gummibärchen? Beides wird aus den zerkleinerten Häuten und Knochen von Tieren hergestellt. Wir haben uns an all das gewöhnt, wir finden es normal. Wir machen uns meist keine Gedanken mehr darüber, woraus z. B. unsere Nahrung besteht und unter welchen Bedingungen sie hergestellt wird.

Wichtig: Ihr Arzt kann Ihnen im Falle von Nieren- oder Blasenentzündung sagen, ob Ihr Urin für eine Kur bedenkenlos ist. Das ist vor allem zu beachten, wenn Sie Medikamente einnehmen.

Harnstoffe in der Pharmazie

Der medizinische Begriff für Harnstoff heißt Urea oder auch Karbamid. Er ist z. B. enthalten in:
- Basodexan Salbe, Creme
- Carbamid Creme
- Elacutan
- Excipial-U-Lotio
- Laceran
- Urea Salbe

Viele Medikamente schmecken wirklich ekelhaft. Die Patienten mögen sich schütteln, aber sie nehmen sie dennoch ein – schließlich wollen sie ja wieder gesund werden!

Urin hat – bei gesunder Lebensführung und richtiger Ernährung – einen eher neutralen Geruch und Geschmack. Woher kommt also der weitverbreitete Ekel vor unserer eigenen Ausscheidung? Wenn wir uns in den Finger schneiden, scheuen wir uns doch auch nicht, das ausfließende Blut abzulecken oder die Wunde auszusaugen!

Was ist Ekel?

Nach dem »Brockhaus« ist Ekel das »Gefühl der Abneigung und des Widerwillens. Ekel-Gefühle werden bereits durch die Vorstellung des ekelerregenden Gegenstandes hervorgerufen.«

Ekel hat also sehr stark mit dem Unterbewußtsein zu tun. Oft sind Ekelgefühle auf anerzogene Denkmuster zurückzuführen – z. B. auf die in der Kindheit geprägten Vorstellun-

Was eklig ist, ist oft eine Frage der Gewöhnung und der Konventionen. Im Grunde ist Urin keineswegs abstoßend: neutral im Geruch und Geschmack.

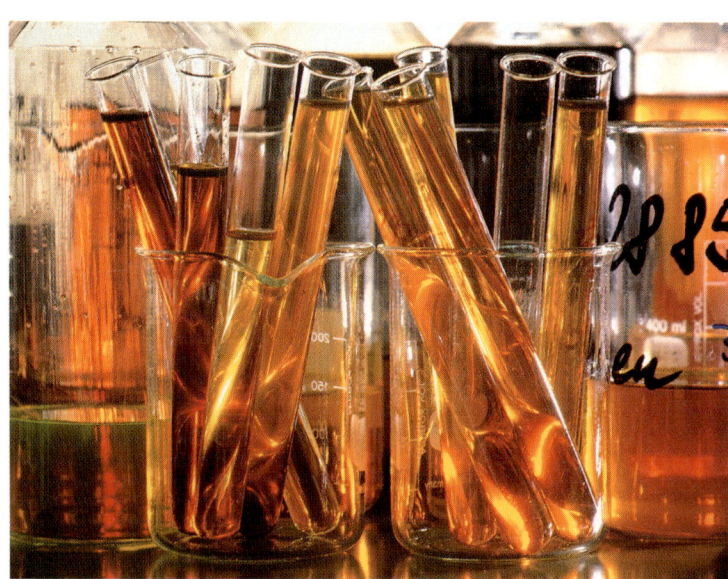

Apfelsaft? Oder Bier? Oder Tee? An der goldenen Farbe kann der verbreitete Ekel vor dem Urin nicht liegen.

gen von Sauberkeit und Hygiene. Ein Kind wird überschwenglich gelobt, wenn es seine »kleinen und großen Geschäfte« auf dem Töpfchen oder auf der Toilette erledigt. Aber es wird ermahnt oder gar gestraft, wenn es sich mit seinen Ausscheidungen näher beschäftigt. Wie soll es diesen Widerspruch verstehen?

Mit dem Tabu brechen

Den meisten Leserinnen und Lesern wird es ähnlich ergangen sein. Deshalb hat die Urintherapie neben dem positiven körperlichen auch noch einen ebenso positiven psychischen Effekt: Viele Menschen, die ihren Urin anwenden, empfinden schon die Befreiung vom Selbstekel als eine große Veränderung und Erleichterung ihres Lebens.

Die Überwindung von Vorurteilen und des damit verbundenen Ekelgefühls ist sicherlich der schwierigste Schritt bei der Urintherapie, aber es lohnt sich, diesen Schritt zu tun.

Wichtigste Voraussetzung für eine Urintherapie: Überwindung des Vorurteils, Urin sei eklig oder gar unanständig.

Andere Länder – andere Sitten

Terry Clifford schreibt in seinem Buch »Tibetan Buddhist Medicine and Psychiatry: The Diamond Healing« (das Buch befaßt sich mit der allgemeinen Anwendung des Urins in der ayurvedischen Heilkunde):

»Die Verwendung von Substanzen wie Blut oder Urin in Medikamenten empfindet der Mensch aus dem Westen vielleicht als abstoßend oder abartig. Doch werden diese Substanzen in der gesamten Welt (auch in China) in traditionellen Heilverfahren angewandt und scheinen nach wissenschaftlichen Untersuchungen wirklich wertvoll zu sein. Über Urin haben dänische Wissenschaftler vor kurzem herausgefunden, daß er Substanzen enthält, die mental und emotional stark beruhigend wirken können, ohne die Nebenwirkungen der chemisch fabrizierten Tranquilizer aufzuweisen.«

An Gewohnheiten und Bräuchen aus anderen Ländern und Kulturkreisen erkennt man oft erst die Unterschiede zu den eigenen bekannten Verhaltensweisen.

Woraus besteht Urin?

Unser Urin ist im Grunde nichts anderes als ein Filterprodukt unseres Blutes: Was eben noch im Blut war, finden wir wenig später im Urin wieder.

Zum größten Teil besteht Urin aus Wasser. Aber pro Tag scheidet der erwachsene Mensch auch 60 Gramm gelöste Stoffe aus – davon 35 Gramm organische und 25 Gramm anorganische. Darunter befinden sich lebenswichtige Vitamine, Mineralstoffe und Hormone. Die medizinische Forschung ermittelte inzwischen weit über 1000 im Urin enthaltene Substanzen!

Es würde sicherlich zu weit führen, alle diese Inhaltsstoffe genauer zu beschreiben. Aber wer sich mit Eigenurin behandeln möchte, sollte wenigstens einige der wichtigsten Bestandteile dieses »Wunderwassers« kennen.

Man muß nicht alle Stoffe kennen, die im Urin enthalten sind, um seine vielfältige Wirkung bei Krankheiten zu verstehen. Er ist ein Abbild dessen, was im Körper vor sich geht.

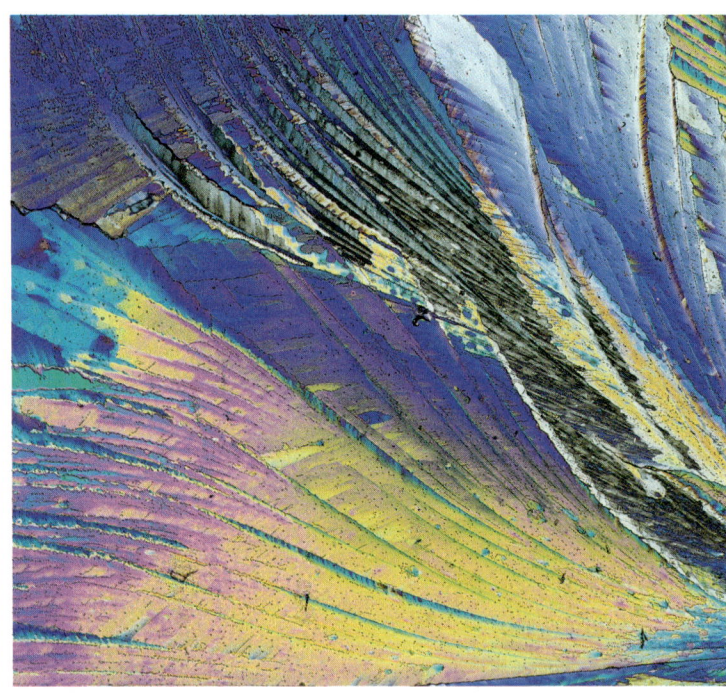

Adrenalin ist eines der bekanntesten Hormone des menschlichen Körpers. In der Mikroaufnahme unter polarisiertem Licht zeigt es seine kristallinen Strukturen in faszinierenden Farben.

Mineralstoffe

Im menschlichen Körper befinden sich 46 verschiedene Mineralstoffe, zusätzlich noch 14 sogenannte Spurenelemente. Kalium, Kalzium, Magnesium, Natrium – all dies nehmen wir über unsere Nahrung, z. B. Obst, Gemüse, Rohkost, Kartoffeln oder über Speisesalz (oft auch durch spezielle Mineralstoffpräparate), zu uns.
Wir brauchen diese Stoffe für:

- Den Wasserhaushalt und für die Nerven-, Muskel- und Herzfunktion (Kalium)
- Den Knochenaufbau (Kalzium)
- Die Nerven- und Muskelfunktion (Magnesium)
- Die Regulierung des Flüssigkeitshaushalts und des Blutdrucks (Natrium).

Vitalstoffe

Damit werden mehrere Gruppen von Wirkstoffen bezeichnet, die für den Aufbau und die Funktion des Organismus notwendig sind.

- Eisen benötigen wir für die Sauerstoffversorgung.
- Jod ist wichtig für die Schilddrüsenfunktion.
- Für die Zellen und Gelenke ist u. a. Schwefel zuständig.
- Wir brauchen Zink für das Immunsystem, den Zuckerhaushalt und die Steuerung der Alterungsprozesse.
- Die Vitamine der B-Gruppe und das Vitamin C sind für die Auslösung verschiedenster Entwicklungsvorgänge in den Organen wichtig.

Diese wichtigen Nährstoffe führen Sie ebenfalls über die Nahrung Ihrem Körper zu. Schwefel z. B. ist in Milchprodukten, Fisch, Fleisch und Nüssen enthalten.

Für die verschiedensten Funktionen im Körper gibt es Hormone, die den Prozeß steuern. Sie werden an unterschiedlichen Stellen im Körper produziert und wirken über Gehirn und Nervensystem auf den gesamten Organismus.

Hormone

Wie viele Hormone unser Nervensystem steuern, wissen wir heute noch nicht. Es sind mehrere hundert und jährlich werden neue entdeckt. Schon um die Jahrhundertwende wurde die Bedeutung der Hormone entdeckt, die im menschlichen Urin enthalten sind, z. B. der Hormone der Hypophyse (Hirnanhangsdrüse), der Zirbeldrüse, der Nebennieren und der Geschlechtsdrüsen. Inzwischen wurden zahlreiche weitere Hormone im Urin entdeckt. Hormone werden an verschiedenen Stellen im Körper produziert und wirken auf den gesamten Organismus des Menschen.

Die Wirkungsweise einiger wichtiger im Urin enthaltener Hormone

HORMON	WO WIRD ES PRODUZIERT?	WAS BEWIRKT ES?
Aldosteron	Hormon der Nebennierenrinde	Reguliert den Wasser- und Mineralstoffhaushalt
Adrenalin	Hormon des Nebennierenmarks	Verbessert die Versorgung der Körperorgane mit Nährstoffen
Parathormon	Hormon der Nebenschilddrüse	Hält den Kalziumspiegel des Blutes konstant
Dehydroisoandrosteron	Hormon der Nebennieren	Verhindert Übergewicht und stimuliert das Wachstum des Knochenmarks
Prostaglandine	Gewebshormone	Wirken auf vielfältige Weise auf wichtige Stoffwechselprozesse ein
Melatonin	Zirbeldrüse	Vermutlich steuert es die tageszeitliche Rhythmik zahlreicher Körperfunktionen und beeinflußt das Immunsystem

Melatonin – das Antistreßhormon

Melatonin nimmt wohl einen wichtigen Platz bei der Steuerung unseres Gefühlshaushaltes ein.
Bei indischen Yogis ist es jedenfalls eine seit langem verbreitete Praxis, täglich gerade ihren Morgenurin zu trinken (der ja besonders reich an Melatonin ist) – u. a. mit der Begründung, daß sie dadurch befähigt werden, auch die schwierigsten und anstrengendsten Meditationsübungen durchzustehen. Er schenke Gelassenheit und innere Ruhe, heißt es. Über ähnliche Erfahrungen berichten auch Menschen in westlichen Ländern, die auf diese Weise nervöse und depressive Zustände heilten oder zumindest linderten.

Das in der Zirbeldrüse produzierte Hormon Melatonin wirkt sich positiv auf Konzentration und Entspannung des Körpers aus.

Enzyme

Enzyme sind Eiweißstoffe, die in den Körperzellen gebildet werden und die viele lebenswichtige chemische Reaktionen im Organismus überhaupt erst ermöglichen.
Man kennt heute etwa 3000 verschiedene Enzyme. Beim Ausfall bestimmter Enzyme kann es zu schweren Stoffwechselstörungen kommen.

Wirkungsweise einiger im Urin enthaltener Enzyme

- **Amylasen sind wichtige Stoffwechselaktivatoren, die auch für die Darmfunktion zuständig sind.**
- **Proteasen sind für Auf- und Abbau von Körpereiweiß wichtig.**
- **Das Enzym Urokinase ist zur Zeit im Brennpunkt** medizinischen und pharmazeutischen Interesses. Es wird von den Nierenzellen gebildet und wurde zuerst aus dem Urin isoliert. Die Wirkungsweise der Urokinase ist vielfältig. U. a. erweitert sie die Arterien und reguliert die Blutgerinnung.

Wirkstoffe entziehen

Inzwischen macht auch die Pharmaindustrie von der heilsamen Wirkung der Urokinase Gebrauch. So gibt es in Amerika eine Firma, die in transportablen Toiletten den Urin der Gäste bei Konzerten, großen Festen usw. auffängt. Danach geht die Flüssigkeit durch speziell entwickelte Filteranlagen – ein Verfahren, das in China übrigens schon länger angewendet wird.

Neben anderen Stoffen wird vor allem die weltweit begehrte Urokinase isoliert und an pharmazeutische Firmen verkauft. Diese stellen daraus Medikamente zur Behandlung von Thrombosen, Embolien und Infarkten her.

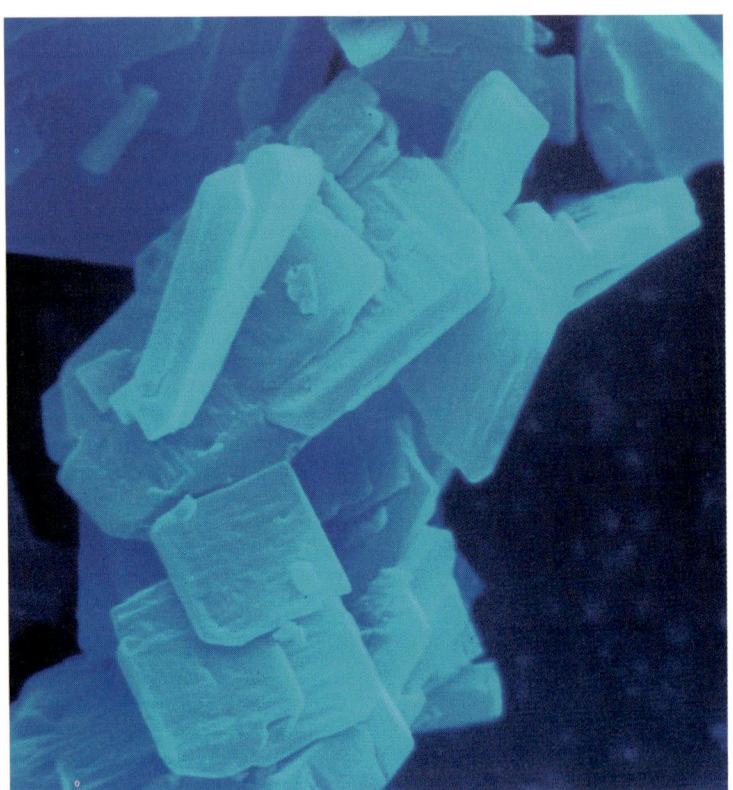

Harnsäure ist ein wichtiger organischer Bestandteil des Urins. Harnsäurekristalle in 250facher Vergrößerung im Rasterelektronenmikroskop.

Bestandteile des Urins – Übersicht

Mineralien und Spurenelemente

Schon lange bekannt sind die Mineralien und Spurenelemente, die im Urin enthalten sind:

Übersicht

- Ammoniak
- Arsen
- Bor
- Brom
- Chlorid
- Eisen
- Fluor
- Jod
- Kalium
- Kalzium
- Kobalt
- Kupfer
- Magnesium
- Natrium
- Nickel
- Phosphor
- Schwefel
- Silizium
- Zink

Mineral- und Vitalstoffe sowie Spurenelemente werden über die Nahrung aufgenommen. Sie sind nötig für Aufbau und Funktion des Körpers.

Weitere bekannte Stoffe

- Allantoin (wirkt wundreinigend)
- Aminosäuren (bilden Enzyme und Hormone)
- Azetonkörper
- Diazokörper
- Fettsäuren (wichtig für Stoffwechsel)
- Bilirubin
- Urobilinogen
- Gallensäuren
- Glukuronsäure (Bestandteil von Sacchariden im Körper; hat Ausscheidungsfunktion)
- Harnsäure
- Harnstoff

- Hippursäure (Ausscheidungshilfe in Leber und Nieren)
- 5-Hydroxyindolessigsäure (Stoffwechselprodukt)
- Indikan (für Ausscheidungsfunktion zuständig)
- Indoxylschwefelsäure
- Kreatin (im Muskelgewebe)
- Kreatinin
- Milchsäure
- Nikotinsäure
- Oxalsäure
- Porphyrin (zur Bildung des roten Blutfarbstoffs)
- Proteine (Eiweißstoffe)
- Purinbasen (Bausteine für die Zellkerne)
- Zitronensäure
- Zucker (Galaktose, Glukose, Laktose)

Hormone, Enzyme und andere Stoffe

In jüngster Zeit konnten zusätzlich noch einige Hormone und Enzyme, die im Urin enthalten sind, genau bestimmt werden, neben weiteren Inhaltsstoffen:

- Antikörper
- Antineoplastin (Peptid, das das Wachstum von Krebszellen verhindert)
- Agglutinine (Abwehrstoffe)
- Genistein (wichtig bei Tumoren: hemmt Wachstum der Blutgefäße)
- Interleukin-1 (Hormon)
- Interleukin-Hemmstoff
- Magensafthemmende Substanzen
- Methylglyoxal
- Prostaglandine (Hormone)
- Vanillinmandelsäure
- Vitamin C (wasserlöslich)
- Vitamin B (wasserlöslich).

Stoffwechselvorgänge im Körper sind nur mit Hilfe der eiweißhaltigen Enzyme möglich. Jedes Enzym hat eine bestimmte Aufgabe. Fehlt es, kommt es zu Störungen im Stoffwechselablauf.

Wie entsteht Urin?

Wenn man sich mit der Urintherapie auseinandersetzt, sollte man auch seinen Körper und dessen Funktionen kennenlernen – und vor allem auch jene Bereiche, in denen der Urin entsteht.

Die Leistungen der Nieren

Während die Blase die Sammelstation des Urins ist, ist die Niere die Quelle. Ihre Aufgabe ist es:

1

Das Blut zu filtern und dabei die Stoffwechselschlacken über den Harnleiter der Blase zuzuführen

2

Das Säure-Base-Gleichgewicht im Blut zu stabilisieren – möglichst bei einem optimalen pH-Wert von 7,4

3

Den Salz- und Wasserhaushalt zu steuern

4

Dem Körper wichtige Nährstoffe zur Wiederverwendung zuzuführen

5

Den normalen osmotischen Druck im Blut aufrechtzuerhalten – dieser Druck ist wichtig für den innerkörperlichen Flüssigkeitsaustausch.

In ihrer Funktion der Wiederaufbereitung filtern die Nieren mehrmals täglich das gesamte Blut im Körper und reinigen es so von Giftstoffen.

Die Niere – ein Wunderwerk der Natur

Die Niere ist ein äußerst kunstvoll entwickeltes Organ. Sie spielt im Recyclingsystem des Körpers eine wesentliche Rolle. Ihre wichtigste Funktion ist die Herstellung des Gleichgewichts zwischen allen im Blut vorhandenen Stoffen. Das Blut wird dazu mehrmals täglich gefiltert.

Die Nieren liegen links und rechts der Wirbelsäule unterhalb des Zwerchfells zwischen Bauchfell und hinterer Bauchwand. Sie sind etwa handgroß und machen etwa ein bis zwei Prozent des Körpergewichts aus.

Der Aufbau der Nieren

Die funktionalen Einheiten der Niere – und gleichzeitig ihre kleinsten Bausteine – sind die 2 000 000 Nephrons. Dabei handelt es sich um ein kompliziert gebautes Röhrensystem von Filtern. Es ist an einem Ende verschlossen (nur feinste Blutäderchen, die Kapillaren, führen hinein) und öffnet sich mit dem anderen in das Nierenbecken. Hier sammelt sich dann der Urin, bevor er in den Harnleiter und von dort in die Blase übergeht.

Vorher jedoch fließt der sogenannte Primärharn an Körperzellen vorbei, die einen Teil der darin enthaltenen Stoffe – Wasser, Mineralien, Vitamine usw. – wieder aufnehmen. Dadurch verwandelt sich der Primärharn zum Endharn, der schließlich ausgeschieden wird.

Pro Tag werden etwa eineinhalb Liter Urin ausgeschieden, die Nieren filtern allerdings täglich über eine Tonne Blut.

Wie ein feines Haarsieb bilden die Nephrons mit ihren winzigen Blutäderchen einen Filter, durch den Wasser und überschüssige Substanzen in den Harnleiter und die Blase abgegeben werden.

Das Filtersystem der Nephrons

Die Nephrons sind von feinsten Blutgefäßen durchzogen. Wichtige Nährstoffe werden auf diesem Weg zum größten Teil wieder dem Blut zugeführt. Nur wenn die Konzentration der Stoffe im Körper zu hoch ist, lassen die Nieren auch diese Substanzen über den Urin austreten.

So arbeiten die Nephrons

In diesen winzigen kugelförmigen Einheiten entsteht ein Druck, der bewirkt, daß nur Blutplasma (Blutflüssigkeit ohne Blutkörperchen) und Plasmaeiweiß in den Kapillaren verbleiben, das Wasser und alle anderen Substanzen aus den Blutgefäßen austreten. Nur diese letzten Stoffe sickern in die Kapseln der Nephrons und treten am anderen Ende als Primärharn ins Nierenbecken aus.

Erst kommt der Durst...

Der Körper kann zwar wochen-, sogar monatelang ohne Nahrung auskommen. Dagegen können schon wenige Tage ohne Flüssigkeitszufuhr tödlich sein. Um den Betrieb seiner vielen komplizierten Organfunktionen aufrechtzuerhalten, ist Wasser notwendig.

Die Wasserzufuhr wird durch das Durstgefühl reguliert. Im Hypothalamus, der Hirnanhangsdrüse, befinden sich sogenannte Osmorezeptoren.

Diese signalisieren – z. B. durch trockene Lippen –, wann der Wasserdruck im Körper nachläßt und das System »nachgefüllt« werden muß.

WICHTIG:
Wenn Sie bei der Arbeit mal nicht zum Essen kommen, trinken Sie wenigstens ausreichend. Auch so erhalten Sie sich Ihre Konzentrationsfähigkeit für den Tag!

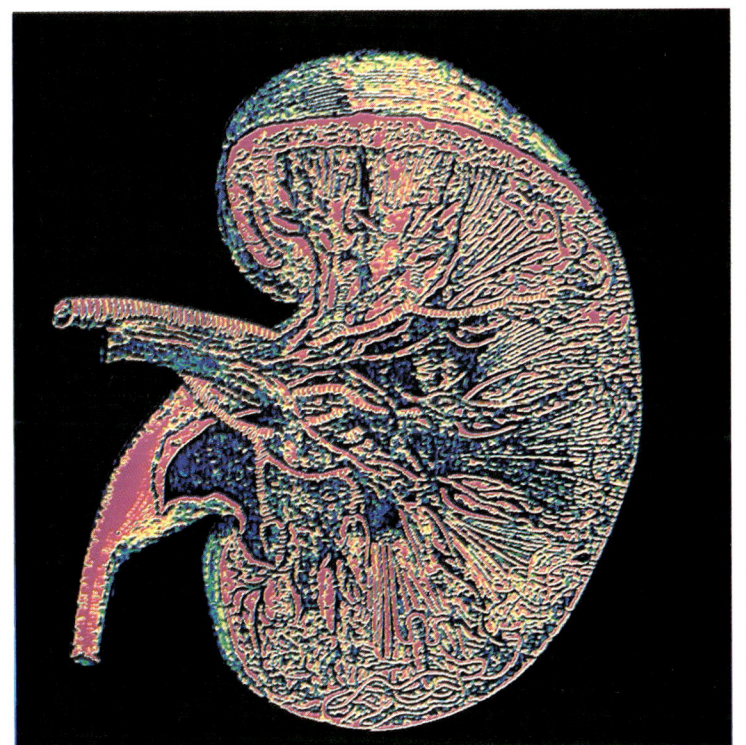

Farbkodierte Computeraufnahme der menschlichen Niere. In diesem Hochleistungsorgan mit seinen Röhren- und Kapillarnetzen wird das Blut gereinigt.

... dann kommt der Druck

Wenn auf dem Weg über Niere und Harnleiter so viel Wasser in die Blase gelangt ist, daß diese voll ist, gibt sie ein Signal: Man verspürt Harndrang und geht auf die Toilette. Beim erwachsenen Menschen ist dies bei etwa 200 bis 400 Milliliter Blaseninhalt der Fall.

So funktioniert die Blase

Die Blase ist ein sackförmiger, stark dehnbarer Hohlmuskel, der mit einer Schleimhaut ausgekleidet ist (sie ist bei Blasenentzündungen betroffen). Das Fassungsvermögen der Blase beträgt beim Erwachsenen einen halben bis einen Liter. Ein Zurückfließen des Endharns in den Organismus wird bei starker Füllung durch das Zusammenpressen der Harnleitermündungen automatisch verhindert. Vor der Harnröhre gibt es einen Schließmuskel, der sich normalerweise erst dann öffnet, wenn wir dies bewußt wollen, und zwar auf der Toilette – ein Vorgang, den ein Kleinkind erst lernen muß.

Täglich scheidet die Blase eines erwachsenen Menschen zwischen ein und zwei Liter Urin aus – je nachdem, wieviel er getrunken hat.

Ein Schließmuskel vor der Harnröhre reguliert normalerweise das Harnlassen. Bei Inkontinenz oder bei kleinen Kindern kann man sich darauf nicht verlassen.

Hätten Sie's gewußt?

- Die Nieren filtern täglich etwa 300mal die gesamte Blutmenge des Körpers.
- Der menschliche Körper enthält ungefähr fünf bis sieben Liter Blut. Unsere Nieren müssen also Tag für Tag den Durchfluß von 1500 bis 2000 Liter Blut bewältigen!
- Im Laufe eines Tages wird auch das Dreifache des gesamten Körperwassers gefiltert. Das sind ungefähr 180 Liter!
- Täglich wandern etwa siebeneinhalb Kilogramm gelöstes Kochsalz durch unsere Nieren.

Praktische Urintherapie

Für viele Menschen, die dadurch langwierige Leiden heilen konnten, ist die Urintherapie so etwas wie eine Wunderkur. Trotzdem sollten Sie in ernsteren Fällen unbedingt Ihren Arzt aufsuchen! Denn zur erfolgreichen Behandlung einer Krankheit ist eine exakte Diagnose unumgänglich. Dies ist besonders wichtig bei unklaren Symptomen.

Für leichte Erkrankungen, zur Ersten Hilfe bei kleineren Verletzungen und zur allgemeinen Vorbeugung allerdings ist die Urintherapie ideal geeignet.

- Sie ist einfach anzuwenden.
- Sie ist gut verträglich.
- Sie ist wirkungsvoll.

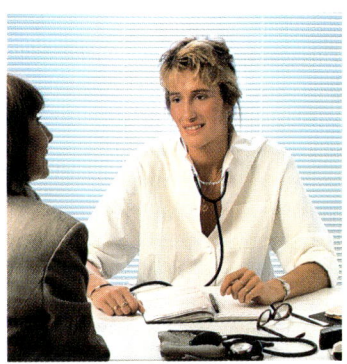

Unverzichtbar – ärztliche Beratung

Im allgemeinen ist die Urintherapie unbedenklich und für jeden zu empfehlen. Versäumen Sie trotzdem nicht, bei Beschwerden zunächst einen Arzt aufzusuchen, der eine genaue Diagnose stellt.

Wann sollte man die Urintherapie nicht anwenden?

Im allgemeinen kann jeder Mensch jederzeit seinen eigenen Urin zur Heilung und Vorbeugung verwenden. Es gibt aber Fälle, in denen es besser ist, auf diese Therapie vorübergehend zu verzichten:

- Bei der gleichzeitigen Einnahme allopathischer (von der Schulmedizin verordneter, synthetisch hergestellter) Medikamente
- Bei der gleichzeitigen Einnahme von Drogen
- Bei akuten Nieren- und Blasenerkrankungen
- Bei Strahlen- und chemotherapeutischen Behandlungen
- Bei stark erhöhtem Blutdruck.

Die persönlichen Bedürfnisse

Die Urintherapie ist sehr individuell – d. h., Sie sollten bei der Anwendung immer auf sich selbst, auf Ihren eigenen Körper hören. Nur dann, wenn Sie etwas als positiv empfinden, wird es auch positive Wirkungen haben. Deshalb im folgenden ein paar Tips, die Sie ermutigen sollen, bei der Urintherapie Ihren ganz eigenen Weg zu gehen.

Die Angaben sind vor allem Vorschläge, Tips, Empfehlungen. Anwendung und Dosierung sollten sich ganz nach dem persönlichen Empfinden richten.

——— Tips für Ihre ganz persönliche Urintherapie ———

1
Bei den Dosierungsangaben für einzelne Behandlungsverfahren handelt es sich immer nur um allgemeine Richtlinien. Dauer und Häufigkeit der Anwendung sowie die Urinmenge sollten sich ganz nach Ihrem eigenen Empfinden richten.

2
Manchmal empfehlen sich Unterbrechungen während der Therapie. Schließlich braucht Ihr Körper Zeit, um die Behandlungsreize verarbeiten zu können. Das kann z. B. der Fall sein, wenn Sie mit unangenehmen Begleiterscheinungen auf die Therapie reagieren.

3
Je stärker eine Behandlung wirkt (z. B. Vollbäder), desto seltener sollte sie eingesetzt werden. Je sanfter eine Behandlung wirkt, desto häufiger kann sie angewendet werden (z. B. Nasen- und Ohrentropfen).

4
Die Therapie kann jederzeit nach einer Unterbrechung von mehreren Tagen oder Wochen wiederaufgenommen werden.

5
Bei akuten Erkrankungen sind in der Regel kurzzeitige, häufige Behandlungen täglich angebracht. Bei chronischen Erkrankungen zeigen länger andauernde, seltenere Behandlungen die bessere Wirkung.

6
Trinken Sie viel und regelmäßig. Achten Sie auf eine ausgewogene Ernährung.

Innere Anwendungen

Urintrinken

Urintrinken beginnt im Kopf. D.h., um den anerzogenen Ekel zu überwinden, sollten Sie sich klarmachen, daß Urin eine überaus wertvolle körpereigene Substanz ist. Viele Heilwässer, die in Kliniken und Sanatorien verabreicht werden, sind wesentlich ekliger in Geruch und Geschmack.

Nehmen Sie ein schönes Glas für diesen Zweck. Warum nicht einen Sektkelch oder einen schön geschliffenen Römer für diesen »ganz besonderen Saft« verwenden?

- Trinken Sie pro Tag mindestens zwei bis drei Liter Kräutertee, stilles Mineralwasser mit niedrigem Salzgehalt usw. Dadurch ist der Urin weniger konzentriert.
- Obwohl für ein kurmäßiges Urintrinken der Morgenurin richtig ist, können Sie zuerst mit dem Tagesurin beginnen. So gewöhnen Sie sich leichter an den Geschmack.
- Sie können zuerst den Urin auch mit Wasser oder Kräutertee verdünnen und den Urinanteil langsam steigern.

Eine Trinkkur ist effektiv bei täglichem Urintrinken über einen Zeitraum von zwei bis sechs Wochen. Am wirkungsvollsten ist dabei der Morgenurin.

Tricks zur Überwindung

Wenn Sie Probleme mit dem Urintrinken haben, beginnen Sie einfach mit dem Spülen oder Gurgeln. Oder mischen Sie ein wenig Morgenurin mit einem Glas Fruchtsaft, Wasser oder auch Kräutertee. Versuchen Sie dann, von der Verdünnung allmählich zum reinen Urintrinken überzugehen, indem Sie den Anteil an Urin vergrößern. Oder trinken Sie zunächst den weniger konzentrierten Urin am Vor- oder Nachmittag.

Je mehr Wasser Sie vorher trinken, um so geschmackloser im wörtlichen Sinne ist der Urin. Der Geschmack des Urins verändert sich im Laufe des Tages:

- Morgens schmeckt er salzig und leicht bitter
- Später fast wie Gemüsebrühe
- Gegen Nachmittag und abends fast geschmacklos wie Leitungswasser.

Der Morgenurin ist der beste

Der Morgenurin ist deshalb so besonders wertvoll, weil sich in ihm die meisten brauchbaren Substanzen befinden. Das hat einen einfachen Grund: Der Körper befindet sich nachts – während des Schlafes – in einer sehr tiefen Entspannung und kann sich so vollständig regenerieren. Die Stoffe, die dabei entstehen, gelangen zu einem Teil auch in den Urin und können so für therapeutische Zwecke wiederverwendet werden. Zum Teil handelt es sich dabei um Hormone, die beruhigend und ausgleichend wirken (z. B. Melatonin).

Die Urintherapie allein kann keine Wunder bewirken! Hinzu kommen müssen:

- Eine ausgewogene Ernährung
- Eine möglichst regelmäßige Lebensweise (viel frische Luft und Bewegung, ausreichend Schlaf, Entspannungsübungen usw.)
- Verzicht auf Alkohol und Nikotin
- Wenn möglich, Umstellung auf homöopathische Medikamente.

Die individuelle Kur

Wenn Sie sich für eine Trinkkur entscheiden, sollten Sie beachten, daß Sie regelmäßig – also täglich – Urin trinken. Nur dann kann Ihnen eine Kur wirklich helfen.

Die Mindestdauer der Kur sollte zwei Wochen betragen. Sie können sie aber auch auf vier bis sechs Wochen ausdehnen. Richten Sie sich hier ganz nach Ihrem eigenen Gefühl.

Dauerhaft unangenehm riechender Urin ist nicht die Regel: Entweder ist er ein Hinweis auf eine Erkrankung oder auf falsche Ernährung.

TIP:
Wenn Sie den Geschmack des Urins als unangenehm empfinden, spülen Sie den Mund nach dem Trinken mit Wasser (dem Sie eventuell ein paar Tropfen Mundwasser beifügen) oder einem Kräutertee aus.

Danach sollten Sie für ein bis zwei Monate pausieren. So hat Ihr Körper die Möglichkeit, die während der Kur aufgenommenen Reize in Ruhe zu verarbeiten. Es heißt ja nicht umsonst, daß die Nachkur ebenso wichtig ist wie die Kur selbst! Sie können entweder nur den Morgenurin – der ja am reichhaltigsten an wertvollen Inhaltsstoffen ist – trinken. Oder Sie können den gesamten Tagesurin zu sich nehmen. Auch das richtet sich nach Ihren ganz individuellen Bedürfnissen. Beim Trinken des Tagesurins ist der von einer Stunde nach dem Essen am meisten zu empfehlen.

Was man trinkt

Verwendet wird immer der Mittelstrahl. So wird verhindert, daß eventuell im Harnleiter befindliche Bakterien wieder in den Körper gelangen. Lassen Sie also zunächst etwas Urin in die Toilette fließen, unterbrechen Sie dann den Harndrang durch bewußtes Zusammenziehen des Beckenbodens und fangen Sie danach den restlichen Urin auf. Das mag sich kompliziert anhören, ist aber im Grunde ganz einfach, wie Sie feststellen werden.

TIP:
Je länger der Urin getrunken wird, desto besser schmeckt er. Bei viel zusätzlicher Flüssigkeitsaufnahme wird der Urin immer heller und klarer.

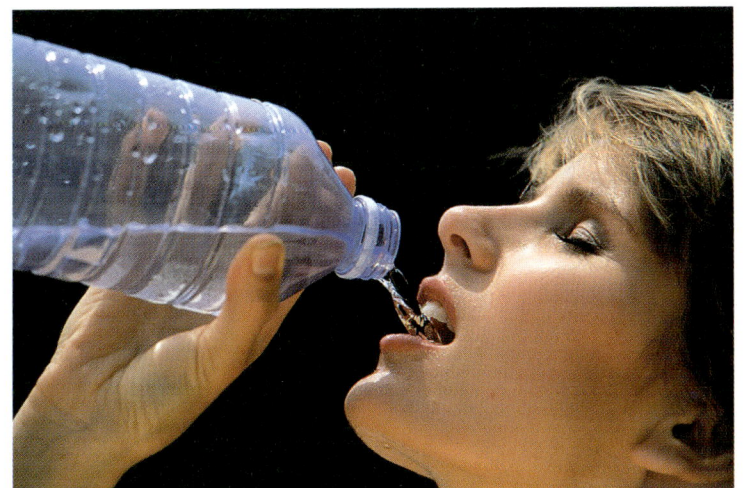

Nehmen Sie während einer Urintrinkkur viel Flüssigkeit (z. B. stilles Mineralwasser) zu sich. Dadurch ist Ihr Urin weniger konzentriert - und auch die Arbeit Ihrer Nieren unterstützen Sie damit.

Maßregeln für eine erfolgreiche Trinkkur

- Trinken Sie täglich; die Menge spielt keine große Rolle.
- Mindestdauer der Kur: zwei Wochen.
- Ruhephase danach: ein bis zwei Monate. Beachten Sie unbedingt die Nachkur!

- Empfehlenswert: Morgenurin, bzw. bei Tagesurin jeweils eine Stunde nach dem Essen.
- Stets den Mittelstrahl verwenden!
- Mundausspülen nach dem Trinken vermindert nicht die Wirkung.

Urinfasten

Beim Fasten entschlackt zunächst der Körper; das hat auch auf die Seele positive Einwirkungen, denn man tut sich damit etwas Gutes.

Fasten ist nicht nur für den Körper, sondern auch für die Seele eine heilsame Erfahrung. Dies ist eine Tatsache, die in allen Religionen bekannt ist. Wer einmal ein paar Tage (oder länger) gefastet hat, wird dies bestätigen können.

Es ist auch nicht so, daß der Körper durch die mangelnde Nahrungszufuhr weniger leistungsfähig wäre. Meistens ist sogar das Gegenteil der Fall.

Wichtig beim Fasten ist:
- Vor allem eine positive Einstellung, d. h., daß Sie diese Zeit nicht als Strafe ansehen, sondern als Chance, sich selbst etwas Gutes zu tun.
- Die Zufuhr von ausreichenden Mengen an Flüssigkeit, damit alle Schlackenstoffe ausgespült werden können; außerdem läßt sich dadurch auch das in den ersten Fastentagen oft auftretende Hungergefühl lindern. Übrigens tragen gerade die wertvollen Inhaltsstoffe des Urins dazu bei, das Hungergefühl zu dämpfen.

Wenn Sie während dieser Zeit Ihren eigenen Urin trinken, können Sie die Fastenwirkung noch ausweiten. Denn durch die Einnahme des Urins werden gleichzeitig auch alle gesundheitlichen Probleme »angesprochen«. Der Organismus ist nicht mehr mit der Verdauung der Nahrung ausgelastet, sondern kann sich auf etwas anderes konzentrieren. Mit dieser körpereigenen Substanz, dem Urin, ist der Organismus in der Lage, heilende Kräfte dorthin zu lenken, wo sie nötig sind (oft, ohne daß wir dies bereits bemerkt haben – etwa in Form einer akuten Erkrankung). Das Urinfasten ist also als eine Art Wartungsdienst zu begreifen, der Sie wieder fit und frisch macht – und das ohne Tropfen und Pillen!

Mögliche Reaktionen auf das Fasten

Das Fasten ist ein Reiz, der sehr intensiv auf den gesamten Organismus wirkt. Dabei können sich vorübergehend Körperreaktionen einstellen, die durch die Einnahme von Urin noch verstärkt werden können.

Keine Angst vor stärkeren Körperreaktionen: Es ist nur natürlich, daß der Organismus auf Veränderungen bei der Nahrungszufuhr Signale aussendet.

Mögliche Nebenwirkungen beim Fasten

- Intensivere Körperausdünstung
- Belegte Zunge
- Mundgeruch
- Aufstoßen
- Durchfälle

- Jucken, Spannen oder Brennen der Haut
- Kältegefühl
- Aufbrechen alter Hauterkrankungen
- Erhöhung der Harnsäurewerte im Blut

Diese zugegebenermaßen manchmal recht unangenehmen Zustände sind aber eine durchaus positive Reaktion des Körpers:
Sie können daran ablesen, daß Ihr Organismus auf die Fastenkur reagiert. Nach dem Fasten werden Sie sich um so besser – fast wie neugeboren – fühlen.

Nicht nur die richtige Durchführung der Fastenzeit ist wichtig, sondern auch die Vorbereitung darauf und vor allem das Fastenbrechen.

Und so wird's gemacht!

Vorbereitung

- Essen Sie wenigstens einen Tag vor der Fastenkur nur Rohkost (viel frisches Obst und Gemüse).
  So stimmen Sie den Organismus auf die Fastentage ein. Der Urin wird dadurch während der Fastenkur besser schmecken.
- Versuchen Sie, vor der Fastenzeit so viele Medikamente wie möglich abzusetzen. Besprechen Sie diese Maßnahme aber unbedingt vorher mit Ihrem Arzt! So können beispielsweise Diabetiker und Herzkranke nicht auf lebensnotwendige Arzneimittel verzichten.
  Aber vielleicht ist auch hier eine – zumindest zeitweilige – Reduzierung oder eine Umstellung auf Naturheilmittel möglich.

Fastenzeit

- Trinken Sie viel Kräutertee bzw. Mineralwasser.
- Sorgen Sie für ausreichende Bewegung an der frischen Luft.
- Bei Magen- oder Darmbeschwerden legen Sie eine Wärmflasche auf.
- Wenn verstärkt Durchfall auftritt, verzichten Sie einen Tag lang auf das Urintrinken.
- Verwenden Sie zum Trinken nur den frischen Urin.
- Trinken Sie soviel, wie Sie mögen, zwischen einem Glas Morgenurin und der gesamten Tagesmenge.
- Der Körper beginnt ca. am 3./4. Tag, die Schlacken zu lösen und auszustoßen. Jetzt kann der Urin unangenehm riechen und schmecken. Nötigenfalls mit Wasser verdünnen.

Unterstützung für den Organismus

Der Urintherapeut Hans Höting empfiehlt für das Urinfasten vor dem Beginn einen Teelöffel »Luvos«-Heilerde und während der Kur dreimal eine Kapsel Lebertran. So soll der Mineral- und Vitaminhaushalt im Körper während der Fastenzeit stabilisiert werden.

Der Körper entschlackt

Anhand von sogenannten Indikatorblättchen aus der Apotheke kann man den Säuregrad des Urins feststellen. Solange der Urin morgens noch stark sauer ist, muß der Körper noch weitere Säureschlacken loswerden. Hat aber der Morgenurin einen neutralen pH-Wert von 7 erreicht, kann man davon ausgehen, daß alle krank machenden Säureschlacken abgestoßen worden sind.

Mit zusätzlichem Trinken, Wärmflasche auf dem Bauch oder Entspannungs- und Atemübungen können Sie meist schon Überreaktionen vor allem im Darmbereich wirkungsvoll abschwächen. Bei starkem Durchfall allerdings sollten Sie den Urin für einen Tag weglassen.

Die starken Einwirkungen des normalen Fastens auf Körper und Geist eines Menschen werden beim Urinfasten noch intensiviert. Dabei paßt sich die Fastenkur mit Hilfe des Urins den persönlichen Bedürfnissen des Fastenden an.

Fastenbrechen

»Jeder Narr kann fasten – aber nur der Weise kann das Fasten richtig brechen«, heißt es.
Fastenbrechen nennt man den Übergang vom Fasten auf normale Kost. Diese Zeit ist genauso wichtig wie das Fasten selbst. Nehmen Sie also nicht sofort nach der Fastenkur Ihre normalen Ernährungsgewohnheiten wieder auf. Essen Sie als erste Mahlzeit nach der Fastenkur am besten nur einen reifen Apfel, den Sie eventuell vorher kurz dünsten. Im weiteren Tagesverlauf können eine leichte Gemüsesuppe, ein Knäckebrot und ein Joghurt folgen.

Das Fastenbrechen sollte etwa ein Drittel der Fastenzeit betragen. Wenn Sie also drei Wochen gefastet haben, sollten Sie eine weitere Woche als sogenannte Aufbauzeit einplanen, in der Sie sich langsam wieder auf die Normalkost einstellen. Während dieser Zeit können Sie außerdem soviel Eigenurin trinken, wie Sie mögen.

TIP:
Der Körper braucht Zeit, um sich wieder an regelmäßiges Essen zu gewöhnen. Faustregel für die Dauer des Fastenbrechens: ein Drittel der Fastenzeit (bei drei Wochen z. B. eine Woche anhängen).

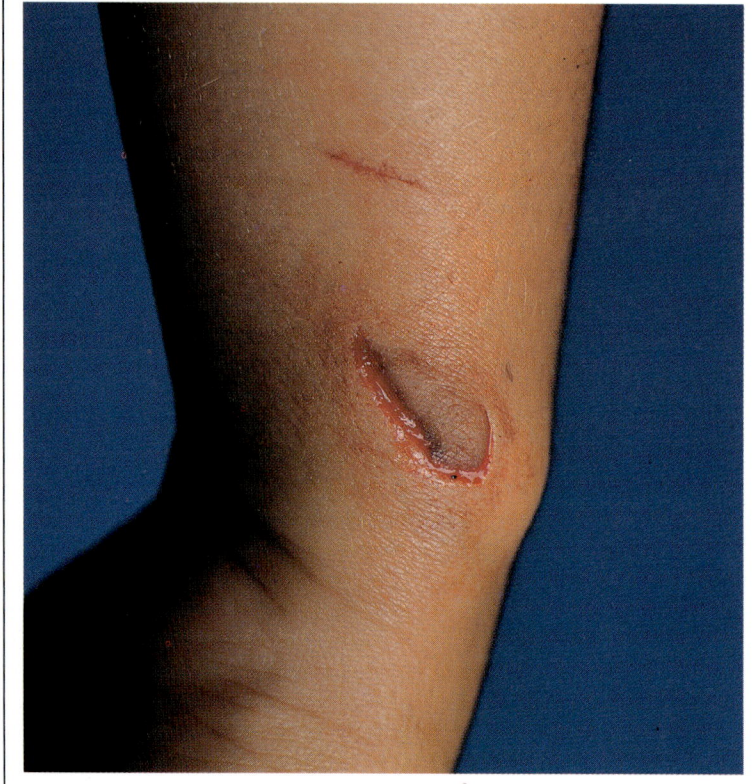

Verletzung am Handgelenk: Ergänzen Sie die übliche Wundversorgung durch Abtupfen der Wunde mit Ihrem eigenen Urin.

Äußere Anwendungen

Bei der äußeren Anwendung des eigenen Urins können Sie kaum etwas falsch machen. Vorsichtig sollten Sie allerdings sein, wenn Ihr Urin Eiter enthält oder wenn Sie starke Medikamente nehmen. Denn die Haut reagiert darauf. Die Reaktion kann durchaus heftig sein (etwa in Form von Hautrötungen, Juckreizen usw.). Das muß nichts Negatives sein, sondern es kann bedeuten, daß ein heilsamer Reiz von der Berührung ausgelöst wird. Wie bei vielen anderen natürlichen Heilmitteln können auch bei der Urintherapie die Symptome zunächst verstärkt werden, bevor eine dauerhafte Heilung eintritt.

Abtupfen

Dies ist die sanfteste Form der Urintherapie. Sie können sie im gesamten äußeren Hautbereich, aber auch für alle Schleimhäute, z.B. in Mund und Nase, verwenden.

Wann?
Bei Hautverletzungen und Wunden aller Art, auch bei Ekzemen, Hautunreinheiten usw. Ebenfalls geeignet für die Behandlung von Beschwerden im Mund- und Nasenbereich.

Wie?
Verwenden Sie einen Wattebausch oder Mulltupfer (z.B. die Wattestäbchen, die man auch für die Babypflege benutzt). Tauchen Sie diese in frisch aufgefangenen Urin und betupfen Sie die betroffenen Stellen mehrmals. Wiederholen Sie diese Behandlung mehrere Male am Tag. Trocknen Sie die behandelte Stelle nicht ab, sondern lassen Sie den Urin eine Zeitlang einwirken.

TIP:
Bei Zahnschmerzen zusätzlich äußerlich einen Umschlag mit einem in Urin getränkten Tuch auf die Wange – das bringt doppelte Wirkung!

Einreibungen

Durch Einreibungen des Körpers mit Ihrem Urin erzielen Sie einen perkutanen – also von der Haut ausgehenden, nach innen wirkenden – Reiz, der sich auf den gesamten Organismus auswirkt. Wenn Sie vor der Einreibung Ihre Haut mit einer Massagebürste behandeln (Trockenbürsten), wirkt diese Therapie noch intensiver. Durch das Bürsten wird die Hautdurchblutung verbessert – der Körper kann also die Urineinreibung optimal verwerten.
Einreibungen sind bei Wunden und bei Hauterkrankungen aller Art wirksam: bei Schnitt- und Brandwunden, Ekzemen, Neurodermitis (chronisch-entzündliche Hauterkrankung, die oft durch Allergien hervorgerufen wird), Psoriasis (Schuppenflechte), Fußpilz, Juckreiz usw.

TIP:
Sollte der Urin (besonders älterer) riechen, können Sie nach einer Stunde Einwirkungszeit warm duschen (dabei bitte keine Seife verwenden!).
Danach reiben Sie sich mit einem Hautöl oder einer Körperlotion ein.

Wie?

Reiben Sie die betroffenen Hautstellen so oft wie möglich mit frischem oder älterem Urin ein. Gerade Wunden heilen aber am besten durch die Behandlung mit Urin, der bereits einige Tage alt ist. Heben Sie Ihren Urin dazu auf jeden Fall in einem geschlossenen Behälter im Kühlschrank auf, damit sich eventuell vorhandene Bakterien nicht vermehren können.

Ganzkörpereinreibung nach Wunsch

TIP:
Wenn es Ihre Haut verträgt, nehmen Sie zum Einreiben immer einen möglichst rauhen Waschlappen. Auch so steigern Sie die Hautdurchblutung.

Bei den Ganzkörpereinreibungen gehen Sie genauso vor wie beim Trockenbürsten: in kreisenden Bewegungen immer zum Herzen hin massieren. Es reicht unter Umständen aber auch aus, nur die betroffenen Stellen einzureiben – dort, wo Sie Entzündungen, Wunden oder Schmerzen haben.

Am besten verwenden Sie den Morgenurin – dieser enthält die meisten Wirkstoffe. Aber natürlich können Sie auch den Urin, der während des restlichen Tages entsteht, verwenden. Dann mag die Wirkung etwas später eintreten, ist aber – und das ist gerade bei empfindlichen Personen von Bedeutung – auch sanfter.

Beim Trockenbürsten zu beachten	
1 Bürsten Sie immer in Richtung zum Herzen hin. Beginnen Sie immer an dem Punkt, der am weitesten vom Herzen entfernt ist.	Unterschenkel, dann den rechten Oberschenkel bürsten. Daraufhin das linke Bein genauso behandeln. Auch bei den Armen zuerst rechts, dann links.
2 Bei den Beinen zuerst den rechten Fuß, den rechten	**3** Ganz zum Schluß bürsten Sie den restlichen Körper.

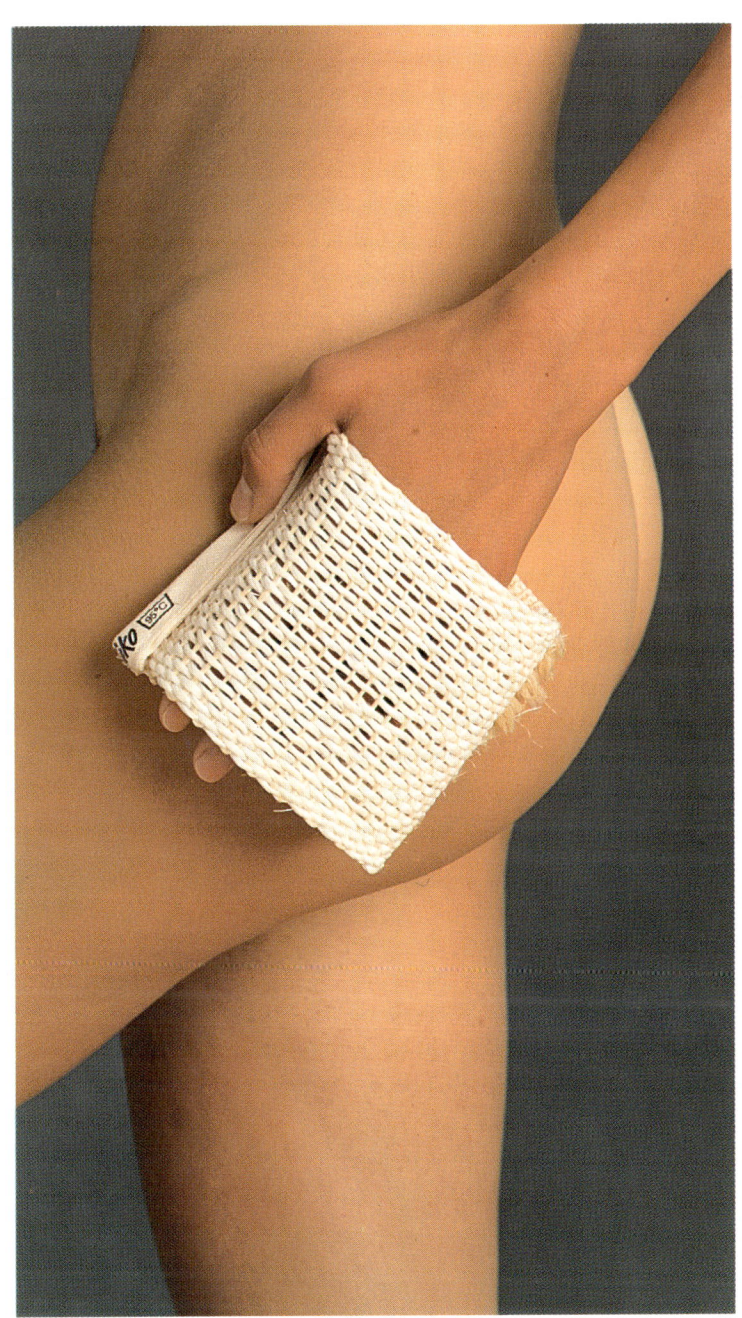

Trockenbürsten regt die Durchblutung der Haut an. Wenn Sie sich unmittelbar danach mit Urin einreiben, wird die Wirkung der Urinbehandlung noch gesteigert.

Umschläge

Wenn es nötig ist, daß der Urin länger einwirkt, empfehlen sich Urinumschläge. Dies kann bei akuten Entzündungen der Fall sein, aber auch bei Wunden, Verbrennungen oder Schmerzen.

Wann?

Umschläge sind geeignet bei allen Beschwerden im Hals-, Brust- und Bauchbereich, z. B. bei Mandelentzündung, Bronchitis, Husten, Asthma, nervösen Magenleiden. Aber auch bei Gelenkschmerzen, Muskelverspannungen, Rheuma, Durchblutungsstörungen und Venenentzündungen werden Umschläge erfolgreich angewendet.

Wie?

Tränken Sie ein Mulltuch (Geschirrtuch oder Gästehandtuch) mit Urin und legen Sie es auf die betroffene Stelle auf. Wenn Sie den Umschlag über Nacht einwirken lassen wollen, befestigen Sie ihn mit einer Mull- oder Elastikbinde.

Kalte oder warme Umschläge?

- Kühlende Umschläge werden bei akuten Entzündungen verwendet (wärmende heizen hier noch mehr an).
  Umschläge öfter wechseln, weil sie sich durch die Körperwärme erwärmen.
- Wärmende Umschläge werden bei allen chronischen Beschwerden verwendet. Entweder kühl auflegen und liegen lassen, bis sich der Umschlag durch die Körperwärme erhitzt.
  Man kann aber auch den Urin vorher im Wasserbad erwärmen. Dazu den Urin im klassischen Wasserbad so lange erwärmen, bis der Urin eine angenehme Temperatur erreicht hat. Bitte nicht aufkochen, da sonst viele wertvolle Inhaltsstoffe zerstört würden!

Spülungen

Spülungen können mit reinem oder auch mit verdünntem Urin durchgeführt werden. Sie empfehlen sich vor allem für die Behandlung von Schleimhäuten.

- Mundspülungen können Sie bei allen entzündlichen Veränderungen im Mundbereich, bei Zahnschmerzen und nach Zahnextraktionen, auch zur vorsorglichen Behandlung des Zahnfleisches vornehmen.
- Augenspülungen empfehlen sich bei allen entzündlichen Veränderungen im Augenbereich, bei Gerstenkörnern, Ermüdungszuständen und bei Sehschwäche.
- Nasenspülungen helfen gegen Schnupfen, bei Problemen der Nasennebenhöhlen und bei Beschwerden der oberen Atemwege.

TIP:

Bei der Nasenspülung den Kopf so weit nach unten halten, daß die Nasenlöcher bereits wieder nach oben zeigen: So läßt sich die Flüssigkeit leichter aufnehmen.

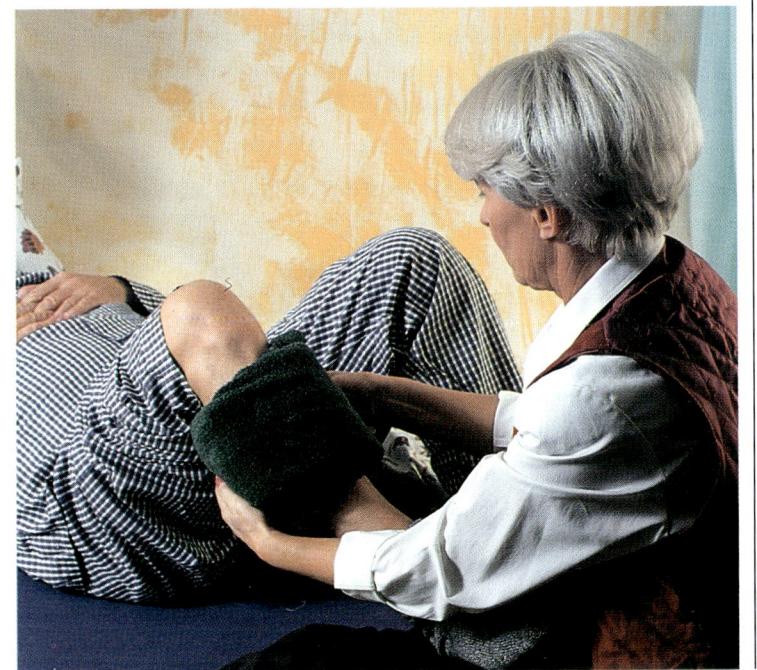

Urinumschläge sind eine einfache, aber sehr wirkungsvolle Behandlungsmethode, weil der Urin lange auf die Haut einwirken kann.

TIP:

Probieren Sie die Spülungen einfach aus, Sie werden merken, daß sie überhaupt nicht so unangenehm sind, wie es sich vielleicht anhört.

● Vaginalspülungen wenden Sie bei Ausfluß und Entzündungen an, auch zur allgemeinen Kräftigung der Schleimhäute in diesem Bereich.

Wenden Sie die Spülungen möglichst täglich an. Aber auch hier liegt es ganz bei Ihnen, wie lange Sie die Behandlung ausdehnen – diese richtet sich immer nach Verträglichkeit und Heilungserfolg.

Vor allem die Nasenspülungen werden häufig von indischen Yogis verwendet (Neti-Methode). Sie sind allerdings nicht jedermanns Sache, denn oft werden die Spülungen mit Salzwasser durchgeführt. Es ist schon ein eigenartiges Gefühl, die Flüssigkeit über die Nase wieder zum Mund zu transpor-

Wie wendet man Spülungen an?

MUNDSPÜLUNGEN

Am wirksamsten sind Spülungen mit reinem Urin. Wollen Sie den Urin verdünnen, fügen Sie maximal die gleiche Menge Leitungswasser hinzu. Spülen Sie mehrmals hintereinander, bewegen Sie die Flüssigkeit in der Mundhöhle hin und her. Danach ausspucken. Sie können den Urin auch schlucken. Dadurch wird die Wirkung noch verstärkt.

AUGENSPÜLUNGEN

Besorgen Sie sich in der Apotheke eine Augenbade-wanne. Stellen Sie eine Spüllösung aus einem Teil Urin und drei Teilen Wasser her. Nun beugen Sie sich über die Augenbadewanne und lassen Sie die Spülung erst auf das eine, dann auf das andere Auge einwirken. Dabei lassen Sie die Augen offen und klimpern immer wieder mit den Wimpern, damit der Augenbereich gut durchspült wird.

NASENSPÜLUNGEN

Nehmen Sie ein Schälchen mit frischem Urin (den Sie nötigenfalls mit Wasser verdünnt haben), halten Sie Ihre Nase in die Flüssigkeit und ziehen Sie langsam soviel wie möglich davon in die Nase ein. Öffnen Sie dann den Mund und lassen Sie die Flüssigkeit wieder auslaufen. Wiederholen Sie die Spülung mehrmals.

VAGINALSPÜLUNGEN

Dazu geben Sie frischen Urin in einen Plastikbecher und lassen die Flüssigkeit langsam über den Vaginalbereich rinnen. Am bequemsten läßt sich eine solche Spülung auf der Toilette durchführen.

tieren. Ein Versuch lohnt sich aber, weil eine solche Behandlung, besonders zur Linderung von und zur Vorbeugung gegen Erkältungskrankheiten, sehr wirksam ist.

Tropfen

Mit Tropfen kann man sehr gezielt Wirkungen erreichen, vor allem im Augen-, Ohren- und Nasenbereich. Besorgen Sie sich in der Apotheke ein Pipettenfläschchen, in das Sie die Tropfen abfüllen können.

- Augentropfen: bei schmerzenden, brennenden und müden Augen und bei Sehschwäche; außerdem bei Bindehautentzündungen und Gerstenkörnern.
- Ohrentropfen: bei Ohrenschmerzen und -entzündungen der Ohrmuschel und des äußeren Gehörgangs.

Tropfen zur Behandlung im Kopfbereich werden selbst hergestellt und in ein Pipettenfläschchen abgefüllt. Für einige Anwendungen verwendet man den Urin pur, für andere besser in Wasser gelöst.

Herstellung und Verwendung der Tropfen

AUGENTROPFEN

Verwenden Sie am besten den Morgenurin und verdünnen Sie ihn mit der fünffachen Menge abgekochten Wassers.

Setzen Sie die Lösung vor jeder Anwendung neu an. Spülen Sie nach jedem Gebrauch die Pipettenflasche gut aus. Mehrmals täglich etwas von der angesetzten Lösung in die Augenwinkel träufeln, dann die Augen kurz zukneifen und mehrmals schließen und öffnen.

OHRENTROPFEN

Träufeln Sie den Urin am besten körperwarm ins Ohr. Andernfalls erwärmen Sie ihn vor der Anwendung im Wasserbad. Nach dem Einträufeln das Ohr mit einem ölgetränkten Wattebausch (dazu können Sie durchaus Olivenöl verwenden) verschließen.

NASENTROPFEN

Verwenden Sie frischen, möglichst körperwarmen Urin, den Sie mit der Pipette in die Nase einträufeln.

• Nasentropfen: bei Schnupfen, trockenen Nasenschleimhäuten, Stirnhöhlenentzündungen und Störungen des Geruchssinnes.

Einläufe

TIP:
Verlangen Sie in der Apotheke nach einem Irrigator. So heißt der Spülapparat, mit dem Sie zu Hause bequem einen Einlauf machen können.

Einläufe (Klistiere) sind eine – wenn auch nicht so wirksame – Alternative zum Urintrinken. Der Urin wird direkt von den Darmschleimhäuten aufgenommen und an den Organismus weitergegeben.

Wann?

Bei Blähungen, Verstopfung, Koliken (krampfartige Zustände des Darms), aber auch zur unterstützenden Behandlung von Erkrankungen der Leber, der Bauchspeicheldrüse, der Galle und des Magens; außerdem zur allgemeinen Stärkung des Immunsystems.

Wie?

Die einfachste Art, einen Einlauf anzuwenden, ist mit einer Art Pumpe, die Sie in der Apotheke erhalten. Sie spritzen die Flüssigkeit damit in den Darm.

Füllen Sie etwa fünf bis zehn Milliliter des Eigenurins in den Behälter und geben Sie eventuell etwas warmes Wasser dazu. Legen Sie sich bequem auf den Rücken und lagern Sie Ihre Beine hoch.

Klistiere richtig setzen

Führen Sie die Pumpe in den After ein. Seien Sie dabei ganz entspannt – es tut nicht weh und ist nicht einmal unangenehm. Nachdem die Flüssigkeit in den Darm eingeflossen ist, legen Sie sich zunächst auf die linke Seite, dann wieder auf den Rücken, schließlich auf die rechte Seite. Sie führen gewissermaßen eine Rollkur durch, damit der Darm gut durchspült wird. Nach dem Einlauf werden Sie meistens sehr bald den Drang verspüren, zur Toilette zu gehen, um den Darm zu entleeren. Versuchen Sie trotzdem, die Einlaufflüssigkeit so lange wie möglich bei sich zu behalten, damit der Urin möglichst lange einwirken kann.

Inhalationen

Inhalationen (Dampfbäder) wirken besonders stark auf die Atemwege, aber auch auf die Haut ein.

Wann?

Bei Erkältungskrankheiten und Infektionen der Atemwege. Ebenfalls geeignet zur Behandlung von Akne, Mitessern und unreiner Haut.

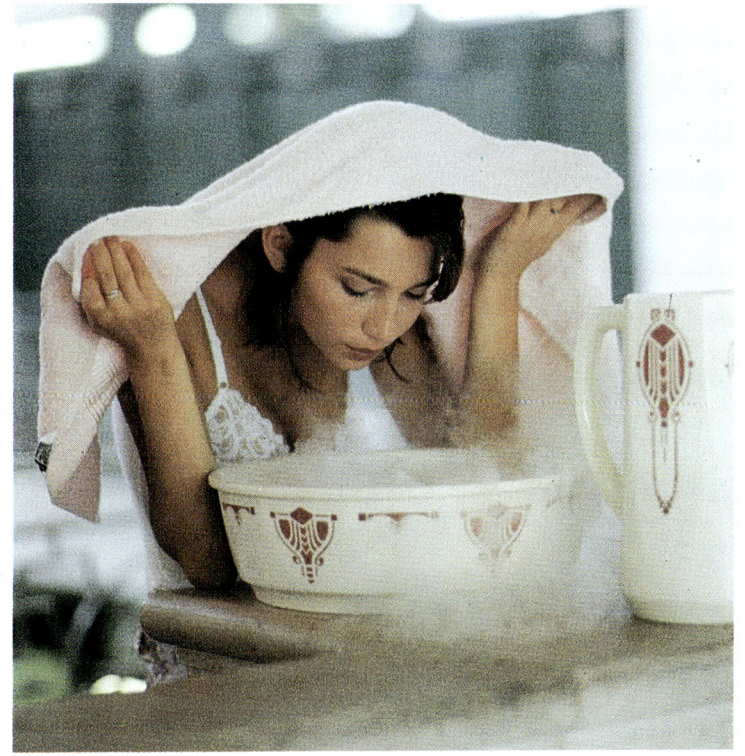

Das Gesichtsdampfbad ist ein altes Hausmittel. Ob Sie eine Erkältung loswerden wollen oder etwas für Ihre schöne, reine Haut tun wollen – ein Urinzusatz wird sich bestens bewähren.

Inhalationsapparate aus
der Apotheke eignen sich
bei Erkältungskrankheiten.
Wollen Sie aber ein
Gesichtsdampfbad machen,
greifen Sie auf die
Schüssel mit dampfendem
Wasser zurück.

Wie?

Übergießen Sie eine Handvoll Kamillenblüten oder zwei Teebeutel Kamillentee mit kochendem Wasser. Geben Sie beliebig viel frischen Urin dazu. Beugen Sie sich über die dampfende Flüssigkeit und atmen Sie tief ein und aus. Umhüllen Sie dabei Ihren Kopf und die Schüssel mit einem Handtuch, damit möglichst wenig Dampf entweichen kann. Die Dauer der Anwendung beträgt etwa zehn Minuten.

Bäder

Sitzbäder wirken sehr intensiv auf den Urogenitalbereich (Harn- und Geschlechtsorgane) ein. Vollbäder mit Urinzusatz bedeuten einen starken Heilreiz. Sie sollten deshalb höchstens ein- bis zweimal wöchentlich angewendet werden.

Wann?

Bei vaginalen Infekten, Pilzbefall im Genitalbereich und bei Hämorrhoiden (Sitzbäder). Bei Rheuma, Rückenschmerzen, Ekzemen (Vollbäder).

Wie?

Geben Sie mindestens einen Liter Eigenurin, den Sie während des Tages aufgefangen haben, ins Badewasser.

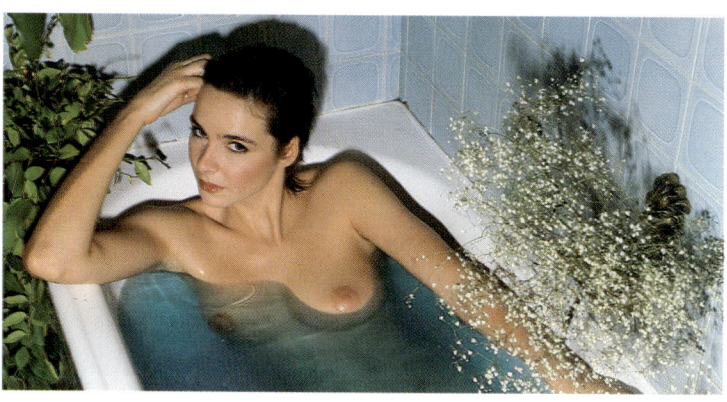

Ein Vollbad mit Urinzusatz entspannt und wirkt zugleich heilend auf Rückenschmerzen, Rheuma und Ekzeme.

Weitere Anwendungsarten der Urintherapie

Es gibt viele Menschen, die der Urintherapie zwar positiv gegenüberstehen, sich aber nicht zum Urintrinken entschließen können. In diesem Fall empfiehlt sich – neben der äußeren Anwendung – auch die Injektion von Eigenurin; also die Einspritzung.

Injektionen

Injektionen dienen nicht nur der Vorbeugung und der allgemeinen Kräftigung – auch viele Erkrankungen können dadurch wirksam behandelt werden. Injektionen von Eigenurin sollten grundsätzlich nur vom Arzt oder Heilpraktiker durchgeführt werden. Das hat mehrere Gründe:

- Als erstes muß eine exakte Diagnose gestellt werden, nach der sich die Dauer, Häufigkeit und Dosierung der Behandlung richtet.
- Vor dem Injizieren muß der Urin labortechnisch auf seine Eignung für eine Therapie untersucht werden.
- Der Urin muß vor dem Injizieren sterilisiert werden.

Die Einspritzung erfolgt entweder in einen Muskel (meistens im Bauch- oder Gesäßbereich) oder unter die Haut. Das geschieht dort, wo akute Beschwerden auftreten, oder in organspezifischen Reaktionsbereichen, also an Stellen, die direkt auf die betroffenen Organe zurückwirken.
Die Injektion von Eigenurin wird neben der allgemeinen Konstitutionsstärkung vorwiegend verwendet zur Behandlung von Diabetes, Allergien und Asthma, aber auch bei Harnwegsinfektionen, Unregelmäßigkeiten bei der Menstruation oder klimakterischen Beschwerden.

Injektionen dürfen nicht selbst durchgeführt werden. Der Arzt nimmt eine genau auf Ihre Bedürfnisse abgestimmte Einspritzung vor, bei der auch der Urin zuvor getestet und präpariert sein muß.

Homöopathisierung des Eigenurins

Bei der Potenzierung besonders auf gründliches Mischen achten: Der Urinanteil muß sich wirklich gleichmäßig in der Flüssigkeit verteilt haben.

Die Homöopathie arbeitet nach dem Prinzip, Gleiches mit Gleichem zu behandeln. Dabei werden auch Gifte (z. B. Extrakte aus stark wirkenden Giftpflanzen wie Tollkirsche, Zaunrübe usw.) und Krankheitsstoffe verabreicht.
Allerdings geschieht dies nicht in reiner, sondern in potenzierter Form. Potenzieren heißt verstärken. Die Homöopathie verstärkt die Wirkstoffe – so paradox das klingen mag – durch Verdünnung.

Und noch ein Paradoxon:
- Je mehr ein Wirkstoff potenziert – also verdünnt – wird, desto stärker wirkt er!

Dieses Verfahren der homöopathischen Potenzierung können Sie auch bei der Urintherapie anwenden.

So stellen Sie eine Potenz her

- Geben Sie einen Teelöffel Urin und neun Teelöffel Wasser in ein Fläschchen. Verschließen Sie dieses und schütteln Sie es.
- Entnehmen Sie neun Teelöffel dieser Mischung und schütten sie fort.
- Geben Sie erneut neun Teelöffel Wasser in das Fläschchen und schütteln Sie es wieder.
- Wenn Sie diesen Vorgang sechsmal wiederholt haben, erhalten Sie eine »D6«-Potenzierung des Eigenurins – also eine überaus wirksame homöopathische Form des Eigenurins.

Aus Wasser und Urin stellen Sie Ihre eigene Medizin her. Von der entstandenen Mischung nehmen Sie täglich dreimal 25 Tropfen, solange es nötig und angenehm ist. Auch hier muß wieder Ihr eigener Körper die Entscheidung treffen.

Diese hömöopathische Aufbereitung ist für viele bestimmt die angenehmste Form, Urin zu sich zu nehmen. Sie riechen und schmecken ihn nicht mehr. Und dennoch ist der Urin in dieser Potenzierung höchst wirksam!

Was sind Nosoden?

Bei jeder Art der Eigenurinanwendung kommt die sogenannte Nosodentherapie zum Einsatz. Worum handelt es sich dabei?

- Nosoden sind – laut Brockhaus-Enzyklopädie – »aus erkrankten Körpergeweben hergestellte, in höherer Potenzierung zur Behandlung der gleichen Krankheit verwendete Arzneimittel«.

Solche Mittel finden vor allem in der Homöopathie Verwendung.

Mit Erregern Krankheiten heilen

Das Wort »Nosode« kommt aus dem Griechischen: »nosos« bedeutet Krankheit. Als Heilmittel bei der Nosodentherapie werden – ähnlich wie bei einer Impfung – Krankheitsstoffe eingesetzt, beispielsweise Blut, Nasensekrete oder eben Urin.

Die Nosodentherapie kann den Körper auf natürliche Weise dabei unterstützen, selbst – also ohne Hilfsmittel der synthetischen Pharmazie und deren vielfältigen Nebenwirkungen – mit seinen Erkrankungen fertigzuwerden.

Durch das eigene Abwehrsystem entwickelt der Körper auch eigene – und geeignete – Gegenmittel bei akuten Krankheitsprozessen. Diese Gegenmittel sind in vielfältiger Weise im Eigenurin enthalten. Wenn diese wieder in den Körper zurückgelangen, stehen dem Organismus wichtige Abwehrstoffe gegen Erkrankungen zur Verfügung.

Die Variablen der Urintherapie heißen: Dauer und Häufigkeit der Behandlung, Anwendungsart, Urinmenge. Je nach Beschwerden und Gemütszustand sind sie veränderbar.

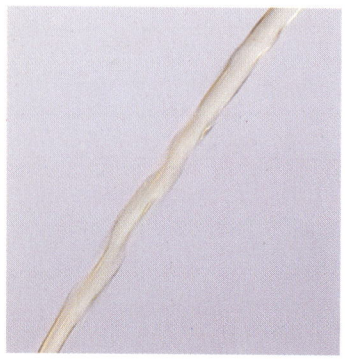

Ein ganz besonderer Saft…

Hilfe durch Urin

Ob Sie Urin innerlich oder äußerlich anwenden – diese Therapie wird so gut wie immer hilfreich und nie schädlich sein. Auch wenn Sie sich vollkommen fit fühlen, können Sie Urin trinken und ihn äußerlich anwenden – so bewahren Sie sich Ihre Gesundheit. Wenn Sie unter bestimmten Beschwerden leiden, gibt es spezielle Therapieformen, die Sie anwenden können. Auch hier gilt: Alle Angaben sind nichts weiter als Vorschläge.

Was Ihnen ganz persönlich guttut, können Sie am besten selbst herausfinden. Experimentieren Sie also mit Behandlungsdauer und -häufigkeit, mit der Art der Anwendung sowie mit der zu verwendenden Urinmenge und deren Konzentration, bis Sie Ihre ganz persönliche Therapie herausgefunden haben. Diese kann sich immer wieder ändern – entsprechend Ihrem jeweiligen Gesundheitszustand.
Betrachten Sie auch dies als etwas Positives: So lernen Sie die Reaktionen Ihres Körpers kennen und können selbst bestimmen, was Ihnen in einer bestimmten Situation guttut und was nicht. Urintrinken und meist auch Urinfasten sind bei jeder Art von Erkrankung hilfreich und unterstützen in der Regel den Heilungsprozeß zusätzlich von innen.

Infektionskrankheiten bei Kindern

Diphtherie
Neben den verordneten Medikamenten können Sie urintherapeutische Maßnahmen zur Unterstützung des Heilungsprozesses verwenden. Hier empfehlen sich besonders Umschläge und Mundspülungen.

Kinderkrankheiten

Gegen die meisten klassischen Kinderkrankheiten werden Schutzimpfungen empfohlen. Die Entscheidung, ob geimpft wird oder nicht, bleibt bei den Eltern. Zuverlässige Statistiken über Erkrankungen und eventuelle bleibende Schäden gibt es nicht, da das Bundesgesundheitsamt aus Gründen des Datenschutzes keine Meldungen einfordern kann.

Ausnahme: Krankheiten, die unter das Seuchengesetz fallen, sind meldepflichtig.

DIPHTHERIE
Meldepflichtige Krankheit, die durch Bakterien auf die Schleimhäute der Nase, des Rachens und Kehlkopfs übertragen wird. Gefahr von Herz- und Nierenschädigungen.

KEUCHHUSTEN
7–12 Tage nach Ansteckung treten erste typische Hustenanfälle auf. Verkrampfungen von Kehlkopf und Bronchien. Dauer: Husten bis zu mehreren Monaten. Gefahr: Lungen- und Hirnhautentzündung.

MASERN
Virusinfektion über 5–7 Tage. Begleiterscheinungen sind Fieber und Ausschlag auf ganzem Körper.

MUMPS
Entzündet ist die Ohrspeicheldrüse, die zu starken Schwellungen am Ohr führt (greift oft auf zweites Ohr über). Dauer 5–8 Tage, mit Fieber und Schmerzen besonders beim Kauen. Bei Jungen Gefahr von Hodenentzündungen.

SCHARLACH
Bakterielle Infektion mit Schluckbeschwerden, Entzündung der Mandeln, Fieber, feinstfleckigem Hautausschlag. Noch ca. 6 Wochen anhaltende Hautschuppungen am ganzen Körper.

WINDPOCKEN
Immer neue Bläschenbildung in Gesicht und am Rumpf. Aufkratzen kann zu Entzündungen, Abszessen und bleibenden Narben führen.

Masern, Mumps
Ganzkörpereinreibungen, Umschläge oder auch Betupfen der juckenden Stellen lindern die Schmerzen. Für den Mundbereich helfen Gurgeln und Mundspülungen, bei Mumps auch Ohrentropfen. Homöopathische Aufbereitungen werden empfohlen.

Keuchhusten
Neben den verordneten Medikamenten können Sie die folgenden urintherapeutischen Maßnahmen zur Unterstützung des Heilungsprozesses verwenden:

- Ganzkörpereinreibungen
- Brustumschläge
- Einläufe
- Nasentropfen
- Homöopathische Anwendung verspricht ebenfalls Hilfe.

Bei Kleinkindern empfiehlt es sich, die durchnäßte Mullwindel aussaugen zu lassen.

TIP:
Das Aussaugenlassen der durchnäßten Windel verhindert auch Soor, eine Pilzerkrankung der Mundschleimhaut.

Scharlach

Zusätzlich zu den verordneten Medikamenten können Sie den Körper mit Urin einreiben bzw. die juckenden Stellen abtupfen.

Windpocken

Ganzkörpereinreibungen mit Urin sind für die äußere Anwendung zu empfehlen. Machen Sie auch Einläufe zur inneren Juckreizstillung. Die homöopathische Aufbereitung des Heilmittels Urin ist auch hier angebracht.

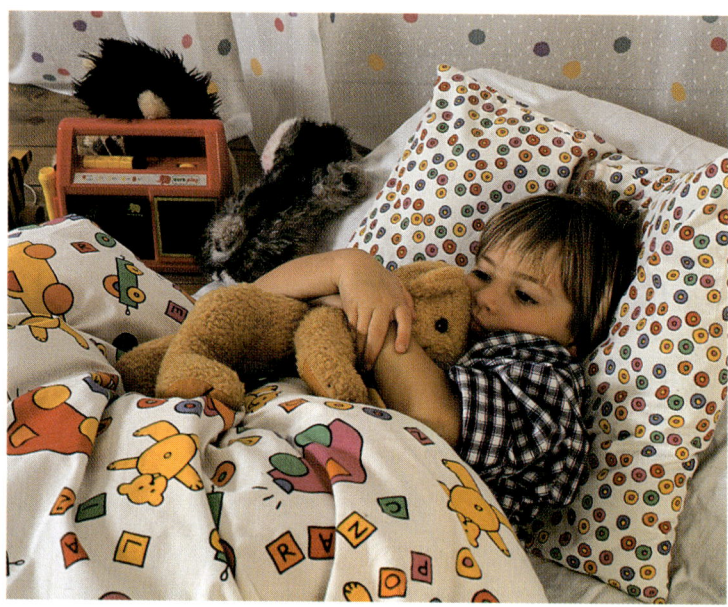

Kaum einem Kind bleiben die Kinderkrankheiten erspart. Immer geht es darum, körpereigene Abwehrkräfte zu mobilisieren. Urin kann hier einen wichtigen Beitrag leisten.

Hals, Nase und Ohren

Grippaler Infekt

Ein warmes Vollbad mit Beifügung von Urin ist eine Wohltat für den Körper. Mundspülungen und Gurgeln sowie Nasenspülungen bzw. Inhalationen empfehlen sich bei entsprechenden Beschwerden. Hier ist auch das Urinfasten eine angebrachte Behandlungsmethode neben homöopathischen Anwendungen.

Halsschmerzen

Gurgeln, Halsumschläge und natürlich auch Urintrinken sind bei diesen Beschwerden angesagt.

Husten und Bronchitis

Reiben Sie den ganzen Körper mit Urin ein, gurgeln Sie regelmäßig und machen Sie Nasenspülungen. Umschläge auf Brust und Hals sind ebenfalls sehr hilfreich. Es empfiehlt sich ein Hustentee, dem einige Tropfen Urin zugesetzt sind. Bei Bronchitis sind auch Inhalationen sehr wirkungsvoll.

Mandelentzündung

Machen Sie mit in Urin getränkten Tüchern Halsumschläge. Gurgeln und Nasentropfen helfen ebenfalls gegen Ihre Schmerzen. Viel trinken! Es kann auch Urin sein.

Mittelohrentzündung

Bei einer Mittelohrentzündung sind nicht nur die Ohren betroffen. Es hilft, neben Ohrentropfen auch mit Nasenspülungen zu behandeln und Ganzkörpereinreibungen vorzunehmen. Machen Sie eine homöopathische Aufbereitung.
Gerade Kinder leiden oft unter entzündeten oder vereiterten Ohren. Sie sind besonders empfindlich gegen Zugluft – es ist deshalb sehr wichtig, darauf zu achten, daß Kinder eine Mütze mit Ohrenklappen tragen.

Bei Erkältungskrankheiten helfen sowohl äußere Anwendungen als auch Urintrinken. Gut bekömmlich ist ein Tee mit einigen Tropfen Urin.

Schnupfen

Gegen den lästigen Schnupfen helfen Ganzkörpereinreibungen, Nasenspülungen, Inhalationen sowie homöopathische Aufbereitungen. Diese Anwendungen helfen nicht nur bei Fließschnupfen, sondern auch bei einer verstopften Nase.

Sinusitis

Entzündungen der Nasennebenhöhlen, die sogenannte Sinusitis, behandeln Sie genauso wie einen Schnupfen.
Was Ihnen die meiste Linderung verschafft, merken Sie selbst am besten.

Heuschnupfen und Asthma

TIP:
Fragen Sie bei Asthma einmal Ihren Arzt, ob er eventuell eine Urininjektion bei Ihnen durchführt.

Neben den verordneten Medikamenten können Sie die folgenden urintherapeutischen Maßnahmen zur Unterstützung des Heilungsprozesses anwenden:
Ganzkörpereinreibungen, Umschläge im Brustbereich, Nasenspülungen, Inhalationen sowie homöopathische Urinaufbereitungen.

Der Mund ist wund

Parodontose und Zahnfleischentzündung

Betupfen der entzündeten Stellen und Mundspülungen sowohl bei Parodontose (Zahnbetterkrankung) als auch bei Zahnfleischentzündungen sind hier angebracht. Sie können den Urin nach dem Spülen ruhig auch trinken. Bei einer Zahnfleischentzündung empfiehlt sich eine homöopathische Aufbereitung.

Zahnschmerzen

Bei Zahnschmerzen sind homöopathische Urinanwendungen, Spülungen und Betupfen der schmerzenden Stellen besonders wirksam.

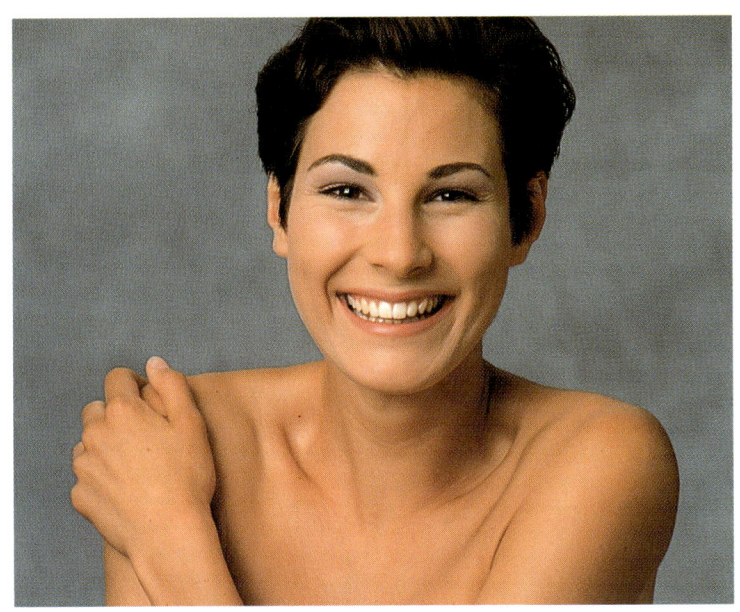

Ihre Haut ist das, was die Außenwelt von Ihrem Körper sieht. Ihrer Haut haben sie es zu verdanken, wenn Sie als anziehend, schön und erotisch empfunden werden.

Diese Behandlung empfiehlt sich auch nach einer Zahnextraktion, d. h., wenn Ihnen ein Zahn gezogen wurde. Tränken Sie einen Wattebausch mit frischem Urin und behalten Sie ihn möglichst lange als Auflage über der betroffenen Kieferstelle im Mund.

Sie können zusätzlich auch Umschläge auf die betroffene Wange machen. So heilen die Extraktionswunden schneller, und auch die Schwellung wird sich in Grenzen halten.

Probleme der Haut

Akne, Ekzeme

Ganzkörpereinreibungen sind hier ebenso nützlich wie Einreibungen der betroffenen Hautstellen. Sie können auch von innen her mit Einläufen nachhelfen und natürlich auch mit Urintrinken und -fasten. Ekzeme können Sie zusätzlich mit Vollbädern (ein- bis zweimal pro Woche) bekämpfen.

Allergien

Bei Allergien ist die Urintherapie erfahrungsgemäß besonders wirksam. Es helfen im allgemeinen Einreibungen nach vorherigem Trockenbürsten, Umschläge sowie Einläufe.

Neurodermitis

Auch hier, wie bei Allergien überhaupt, werden Ganzkörpereinreibungen und Betupfen der betroffenen Stellen empfohlen. Einläufe wirken ebenfalls schmerzlindernd.

Psoriasis (Schuppenflechte)

Nehmen Sie hin und wieder ein Vollbad mit Urinzusatz. Ansonsten Einreibungen der betroffenen Hautstellen und Einläufe.

Herpes

Am wirkungsvollsten betupfen Sie die entzündeten Stellen mit einem in Urin getränkten Wattestäbchen.

Warzen

Auch hier ist Betupfen eine sinnvolle Anwendung.

Gegen Blähungen helfen Umschläge und Einläufe. Bei Sodbrennen gurgeln Sie am besten mit urinangereichertem Wasser oder purem Urin, wenn Sie können.

Verdauung, innere Organe

Verstopfung

Umschläge oder Einreibungen im Bauchbereich helfen ebenso wie Ganzkörpereinreibungen oder Einläufe.
Versuchen Sie es doch auch hier einmal mit Urintrinken oder Urinfasten.

Magenbeschwerden, Übelkeit und Erbrechen

Umschläge auf den Oberbauch (eine Wärmflasche verstärkt die Wirkung), Ganzkörpereinreibungen, Einläufe.
Verwenden Sie auch homöopathische Aufbereitungen.

Probleme mit dem Magen

Was man bei Magenproblemen immer beachten sollte:

- Langsam essen, dabei gründlich kauen.

- Bei Verdauungsbeschwerden empfehlen sich ballaststoffreiche Nahrung und Gewürze. Fette Speisen vermeiden.

- Nehmen Sie sich Zeit für Ihre Mahlzeiten, und sorgen Sie für Ruhe beim Essen.

- Tägliche Bewegung bei Wanderungen oder Spaziergängen an der frischen Luft. Bewegung fördert die Durchblutung und regt die Verdauung an.

- Richtige Atmung ist auch für Ihren Magen sehr wichtig. Besonders in das Zwerchfell und den Bauch atmen. Das dient der Entspannung und beschleunigt den Heilungsprozeß.

Oft handelt es sich bei diesen Beschwerden um nervöse Zustände. Versuchen Sie – eventuell mit Hilfe eines Therapeuten – den Ursachen auf die Spur zu kommen. Hilfreich kann auch das Urintrinken sein – das im Morgenurin besonders reichhaltig vorkommende Antistreßhormon Melatonin entspannt und entkrampft.

Gallenbeschwerden

Hier lindern Einreibungen im Oberbauchbereich und Umschläge die Beschwerden. Einläufe reinigen den Darm. Ebenfalls eine reinigende und vor allem entgiftende Wirkung hat das Urinfasten.

Lebererkrankung

Neben den verordneten Medikamenten können Sie die folgenden urintherapeutischen Maßnahmen zur Unterstützung des Heilungsprozesses anwenden: Einreibungen, Umschläge auf dem Oberbauch (eine Wärmflasche verstärkt die Wirkung), Einläufe.

Der Magen ist häufig Spiegel unserer Lebenssituation. Viele Magenkrankheiten haben psychische Ursachen. Man »frißt« Probleme in sich hinein.

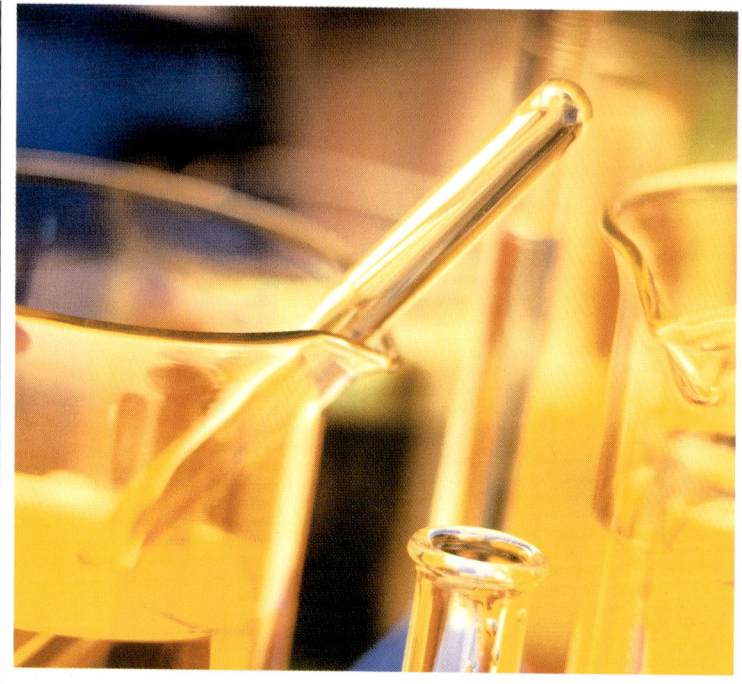

**Gelenkerkrankungen sind
langfristig zu behandeln.
Während des
Heilungsprozesses
können immer wieder
Krankheitsschübe
auftreten. Deshalb muß
man nicht aufgeben!**

Hämorrhoiden

Einreibungen, Umschläge, Sitzbäder und Einläufe helfen bei Hämorrhoiden. Sehr wirksam sind auch in Urin getränkte Tampons, die man über Nacht in die Pofalte legt.
Ebenfalls zu empfehlen: Urintrinken und Urinfasten.

Gelenke und Rücken

Arthrose und Arthritis

Bei allen Gelenkerkrankungen, ob akute Arthritis (Gelenkentzündung) oder chronische Gelenkerkrankung (Arthrose), empfehlen sich Einreibungen der betroffenen Gelenke oder des ganzen Körpers sowie Umschläge mit Urin.
Eine Kur mit Urintrinken oder Urinfasten verspricht heilende Wirkung.

Rheuma

Auch bei Rheuma sind Ganzkörpereinreibungen mit Eigenurin – nach vorherigem Trockenbürsten – und Umschläge hilfreich.

Sie können auch Vollbäder mit Urinzusatz nehmen, aber bitte nur ein- bis zweimal wöchentlich.

Rückenschmerzen

Ganzkörpereinreibungen sowie Vollbäder mit Urinzusatz und Umschläge helfen gegen Schmerzen oder bei Beschwerden im Rücken. Die Anwendungen wirken entspannend und muskelentkrampfend.

Weitere Anwendungsgebiete von A bis Z

Anämie

Behandeln Sie eine Blutarmut, die sogenannte Anämie, mit Ganzkörpereinreibungen sowie mit Einläufen. Auch bei der Anämie kann die Urintherapie sehr heilsam wirken. Nicht umsonst ist ein Mittel der Wahl in der Schulmedizin die Spritzung von Leberextrakten – also ebenfalls von Stoffen, die der Körper selbst bilden kann.

Augenleiden

Mit Urin können Sie müde, brennende Augen, Bindehautentzündungen, Gerstenkörner u. ä. behandeln.
Verwenden Sie Augentropfen oder machen Sie ein Augenbad – je nachdem, wie Ihre Beschwerden sind.

Bluthochdruck

Ganzkörpereinreibungen und Einläufe helfen, den Blutdruck zu regulieren. Es empfehlen sich homöopathische Anwendungen.

Häufig kann eine Krankheit nicht völlig geheilt werden. Aber gerade hier hat die Behandlung mit Eigenurin eine beruhigende, entspannende und schmerzlindernde Wirkung.

TIP:
Es ist ein interessanter Nebeneffekt der Urintherapie, daß sich dabei oft auch die Sehschärfe verbessert.

Klimakterium

Beschwerden während der Wechseljahre können Sie erfolgreich bekämpfen mit Ganzkörpereinreibungen, Sitzbädern oder Einläufen. Auch Urintrinken und Urinfasten gehören zu den möglichen Anwendungen.

Krampfadern, Ödeme, offene Beine

Ganzkörpereinreibungen und Umschläge auf die betroffenen Stellen sorgen für Schmerzlinderung.

Offene Beine können Sie auch mit Urin betupfen und mit homöopathischer Aufbereitung behandeln.

Krebs

Neben den verordneten Medikamenten können Sie eine Urintherapie zur Unterstützung des Heilungsprozesses vornehmen. Reiben Sie Ihren Körper mit Urin ein, machen Sie Umschläge und Einläufe.

Allerdings sollte die Urintherapie nicht während einer chemotherapeutischen oder Strahlenbehandlung angewendet werden.

WICHTIG:
Wenn Sie unter offenen Beinen leiden, müssen Sie unbedingt von einem Arzt behandelt werden. Die Urintherapie ist nur eine unterstützende Maßnahme.

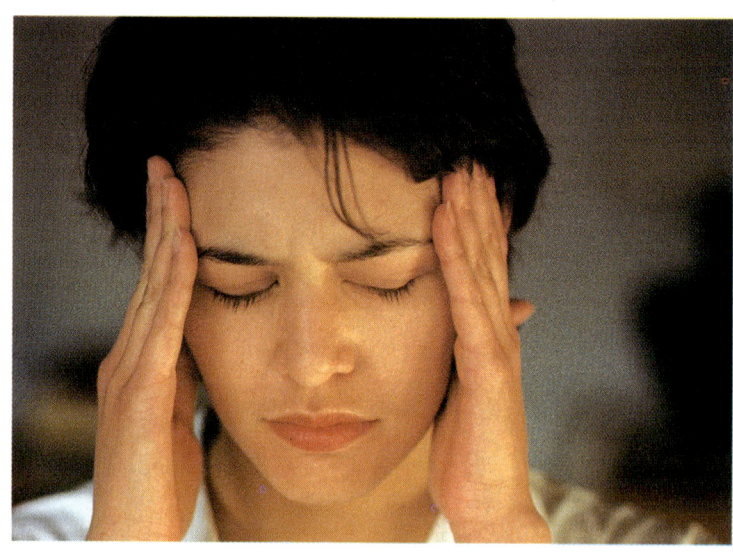

Wer unter Migäne zu leiden hat, kennt das Gefühl, den Kopfschmerzen hilflos ausgeliefert zu sein. Aber Sie können mehr tun, als qualvoll abzuwarten, bis der Schmerz nachläßt. Urin hat sich auch hier bewährt.

Leistungsschwäche

Eine Trink- oder Fastenkur mit Urin wäre hier angesagt. Sie können auch Ganzkörpereinreibungen oder Einläufe zu Ihrer Stärkung vornehmen.

Menstruationsbeschwerden

Bei Menstruationsbeschwerden helfen Sitzbäder, Umschläge auf den Oberbauch (mit Wärmflasche noch besser) und auch Einläufe.

Migräne

Versuchen Sie mit regelmäßigen Einreibungen und Einläufen den immer wiederkehrenden Migräneanfällen vorzubeugen bzw. sie zu mildern.

**Nur wenige Frauen erleben ihre Menstruation völlig beschwerdefrei.
Die krampfartigen Schmerzen können mit Urinanwendungen auf natürliche Weise gelindert werden.**

Woher kommt Osteoporose?

- Diese Krankheit, unter der ca. ein Drittel aller Frauen über 45 Jahre leiden (Männer sind wesentlich seltener davon betroffen), wird meist bewirkt durch eine verringerte Östrogenproduktion. Dies tritt vor allem bei Frauen in den Wechseljahren auf.

- Auch andere Hormone können beim Ausbruch der Krankheit eine Rolle spielen.

- Falsche Ernährung ist ebenfalls ein Faktor, der zur Erkrankung führen kann: Kalziummangel!

- Nikotin und Alkohol begünstigen den allmählichen Knochenschwund.

- Zu wenig Bewegung macht die Knochen weich. Sie werden porös und können in der Folge sehr viel leichter brechen.

- Eine gewisse Rolle spielt auch die genetisch bedingte Veranlagung, gegen die man nur versuchen kann, durch richtige Ernährung (z. B. kalziumhaltige Nahrungsmittel wie Milch und alle Milchprodukte) und ausreichende Bewegung vorzubeugen.

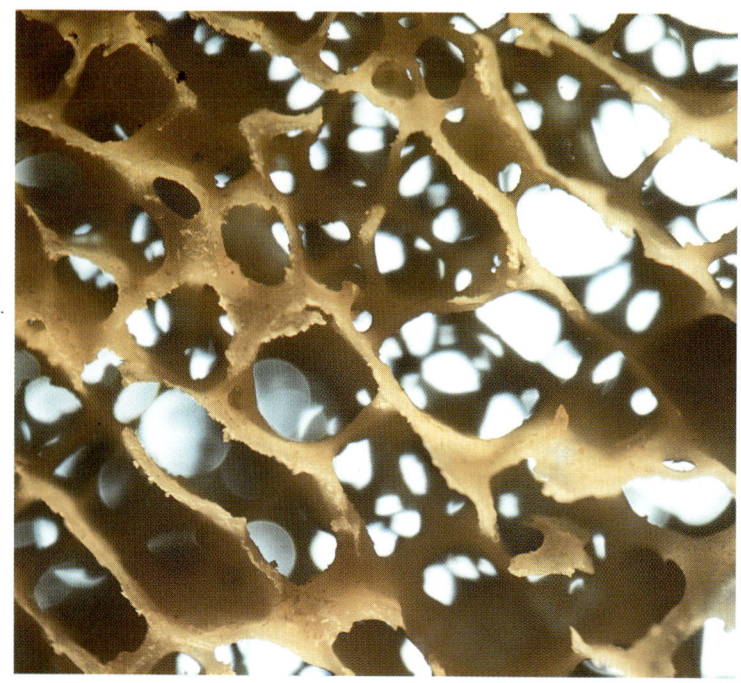

Knochenbälkchen der menschlichen Knochen. Bei der Osteoporose wird die kühne Statik des Markraums brüchig, und die Knochensubstanz nimmt insgesamt ab.

Osteoporose

Bei dieser Krankheit können Sie Ganzkörpereinreibungen und Einläufe vornehmen. Sie sollten für viel Bewegung sorgen und auch eine Ernährungsumstellung erwägen (wenig Fleisch, viel Rohkost und Milchprodukte).

Reiseapotheke

Ob bei Verletzungen, Insektenstichen, Sonnenbrand oder bei fieberhaften Infekten (die ja gerade bei Fernreisen nicht selten auftreten) – Sie haben Ihre eigene Apotheke immer bei sich. Erfahrungen von Soldaten im Krieg und in Gefangenenlagern zeigen, daß mit der Urintherapie gerade unter extremen Bedingungen, wenn keine Medikamente verfügbar sind, eine wirksame Behandlung möglich ist.

Erste Hilfe auf Reisen

BLASEN AN DEN FÜSSEN
Verwenden Sie uringetränk-
te Verbände oder betupfen
Sie die Blasen.
Behandeln Sie nicht nur Ihre
Füße, sondern auch Ihre
Schuhe mit Urin – am be-
sten vorsorglich. Nicht ohne
Grund verwendeten die Ger-
ber vergangener Jahrhun-
derte Urin für die Lederbe-
handlung. Erfahrene Reiter
behandeln auch heute noch
ihre Stiefel (vor allem die
neuen) auf diese Weise.

INFEKTIONSKRANKHEITEN
(FIEBER, MAGEN-DARM-
STÖRUNGEN USW.)
Ganzkörpereinreibungen
helfen akut, ansonsten Urin-
trinken und/oder Urinfasten.

INSEKTENSTICHE
Die juckenden Stellen be-
tupfen und Umschläge.

SONNENALLERGIE
Bei Allergien ist die Urintherapie erfahrungsgemäß be-
sonders wirksam. Es helfen
Einreibungen bzw. Einläufe,
bei längerfristiger Behandlung Urintrinken und
Urinfasten.

SONNENBRAND
Betupfen und Umschläge,
vorsichtige leichte Einreibungen. Das Urintrinken
empfiehlt sich besonders bei
starkem Sonnenbrand – so
wird der gesamte Organis-
mus gekräftigt.

VERBRENNUNGEN
Am besten vorsichtig mit
Urin betupfen und kühlende
Umschläge machen.

VERSTAUCHUNGEN UND
ZERRUNGEN
Gehen Sie mit Einreibungen
und Umschlägen vor.

WUNDEN
Auswaschen mit Urin, Be-
tupfen, Umschläge, Ver-
bände. Hier können Sie die
desinfizierende Wirkung des
Eigenurins erproben. Das
kurzfristige Brennen zu Beginn der Behandlung ist
normal (ähnlich ist es ja bei
der Behandlung mit Jod
oder ähnlichen desinfizie-
renden Stoffen).
Zusätzlich homöopathische
Aufbereitung (möglichst
aus Urin und Wundsekret
hergestellt).

Wer im Urlaub oder länger
unterwegs ist, hat nicht
unbedingt eine große
Reiseapotheke bei sich.
Passiert dann etwas, ist
Erste Hilfe auch ohne
Arztkoffer gefragt. Bei
Wunden z. B. hat Urin eine
desinfizierende Wirkung:
Er tötet Bakterien ab.

Schönheitspflege mit Eigenurin

Was hat Schönheitspflege mit Eigenurin zu tun?
Eine ganze Menge! Wenn Sie die Packungsbeilagen Ihrer Pflegepräparate durchlesen, werden Sie immer wieder auf den Bestandteil »Harnstoff« stoßen – in Cremes, Lotionen, sogar in Zahnpasta. Für die Hautpflege ist Harnstoff deshalb so interessant, weil er feuchtigkeitsspendend und -regulierend wirkt und dadurch die Haut weich und zart macht.
Durch die Zuführung von Harnstoff wird spröde, rauhe und rissige Haut wieder glatt. Gerade bei Problemzonen wie Ellenbogen und Fußsohlen wird dies besonders deutlich. Die Hornschicht wird gelockert und schließlich abgestoßen.

Sie können also Ihren Urin nicht nur für die Gesundheits-, sondern auch für die Schönheitspflege einsetzen. Wie bei der Anwendung der Urintherapie zur Behandlung gesundheit-

Harnstoff bindet Wasser und ist deshalb auch in der Kosmetik so interessant: Die Feuchtigkeit bleibt in der Haut und macht sie glatt und geschmeidig.

Harnstoff in kosmetischen Präparaten

»Natural moisturing factors« in Kosmetika sind nichts anderes als wasserbindende Faktoren, die die Haut geschmeidig und glatt machen. Harnstoff ist einer der wichtigsten Stoffe, der Wasser in den Körperzellen binden kann, deshalb wird er auch häufig im kosmetischen Bereich verwendet, z. B. für:

- Feuchtigkeitspräparate
- Hand- und Körpercremes (keine Mittel für die Rasur)

- Haartönungen und Haarfärbemittel
- Gesichtscremes, auch für die Nacht
- Augen-Make-up
- Reinigungscremes und -lotionen
- Haarshampoos
- Zahnpasta
- Dauerwellen, Haarbleichen
- Deodorants.

Die Harnstoffkonzentration liegt bei kosmetischen Präparaten in der Regel zwischen 2 und 4 Prozent.

licher Probleme gilt auch hier: Ihr eigener Urin kann Ihnen nur nützen, aber niemals schaden. Es lohnt sich, ihn auch für die Schönheitspflege auszuprobieren.

Altersflecken

Betupfen Sie kleinere Flecken regelmäßig mit etwas Urin. Umschläge wirken länger ein und sind besonders bei größeren Hautpartien zu empfehlen. Wie alle natürlichen Verfahren braucht auch die Urintherapie ihre Zeit. Möglicherweise dauert es – gerade bei den hartnäckigen Altersflecken – einige Monate, ehe sich der Erfolg einstellt.

Augenränder

Zur Augenbehandlung können Sie Waschungen vornehmen bzw. Umschläge auf die Augen machen.

Gesichtspflege

Betupfen, Waschungen, Umschläge – was Ihnen am angenehmsten ist. Denken Sie auch daran, daß Schönheit durch Pflege von innen wirkt: deshalb Urintrinken, Urinfasten.

Handpflege

Zur Pflege Ihrer Hände reiben Sie sie mit Urin ein. Nach der Einreibung den Urin einwirken lassen und nur bei starkem Geruch die Hände abspülen.

Mitesser und Pickel

Diese kleineren Hautunreinheiten können Sie regelmäßig durch Betupfen und mit Umschlägen behandeln. Es empfehlen sich auch Einläufe, Urintrinken und Urinfasten.

Schuppen

Gegen Schuppen reiben Sie Urin in die Kopfhaut ein und machen Haarpackungen. Decken Sie den Kopf mit einer Duschhaube ab und lassen die Packung nachts einwirken.

ZUM NACHAHMEN:
Die englische Schauspielerin Sarah Miles schwört auf ihr tägliches Glas Urin - als Schönheits- und als Gesundheitsmittel.

WICHTIG:
Bei äußerer Behandlung mit Urin bitte anschließend nicht mit Seife o. ä. abwaschen! Wenn Sie möchten, können Sie mit klarem Wasser nachspülen.

Schweißfüße

Nehmen Sie regelmäßig Fußbäder und machen Sie Umschläge. Dazu am besten mit Urin getränkte Socken anziehen und diese über Nacht anbehalten.

Haarpflege

Urin ist ein natürliches Haarpflegemittel, das übrigens schon vor Jahrtausenden verwendet wurde. Es wirkt sowohl gegen zu trockenes als auch gegen zu fettiges Haar, stoppt Haarausfall und Schuppen und heilt außerdem Ekzeme und Entzündungen der Kopfhaut.

Egal, ob Sie zu trockenes oder zu fettes Haar haben, eine Urintherapie wirkt regulierend und macht das Haar kräftig und glänzend.

Die Anwendung ist denkbar einfach:
- Massieren Sie frischen Urin in die Kopfhaut ein.
- Umwickeln Sie den Kopf mit einem Handtuch oder setzen Sie besser noch eine Duschhaube auf.
- Nach einer halben Stunde waschen Sie Ihr Haar wie gewohnt mit Shampoo.

Die Anwendung können Sie beliebig oft wiederholen!

Haarausfall

Waschen Sie Ihr Haar mit Urin oder massieren Sie etwas in die Kopfhaut ein. Auch hier empfehlen sich zusätzlich Urintrinken und Urinfasten. Dieses Verfahren dient auch der allgemeinen Haarpflege und macht das Haar kräftig und glänzend.

Kosmetische Hautpflege

Zur Erhaltung einer jugendfrischen Haut verwendete man immer schon Urin. Damit wurden Haare und Haut gewaschen. Bekannt ist auch die kosmetische Wirkung des Urins von schwangeren Frauen. Dieser enthält nämlich einen hohen Anteil an Hormonen. Übrigens macht man sich in Chi-

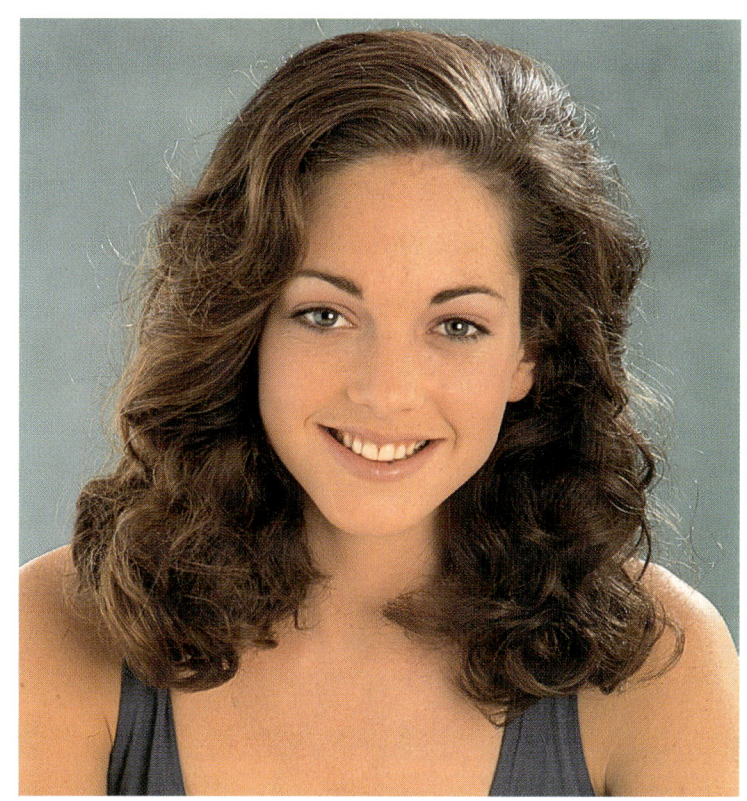

Schönheit können wir vielleicht nicht beliebig herstellen, aber wir können sie unterstützen, verstärken und pflegen.

na diese Erkenntnis auch heute noch zunutze: Dort wird der Urin von Schwangeren gesammelt, um daraus eine Seife zuzubereiten, die hoch begehrt und äußerst wirksam ist.

Auch in England war   noch in unserem Jahrhundert – die Anschauung verbreitet, daß Frauenhände, in Urin gewaschen, erst richtig zart würden. (Probieren Sie es aus – und Sie werden diese Anschauung bestätigt finden!)

Tip für das Sonnenbaden

Bei empfindlicher Haut empfiehlt es sich, die Haut mit drei- bis viermaligen Urineinreibungen gegen Sonneneinflüsse zu schützen.

65

Menstruation und Schwangerschaft

Schwangere sollten bei einer Urintherapie zwischen äußerer und innerer Behandlung unterscheiden. Geplantes Urinfasten immer vorher mit dem Arzt absprechen!

Da Sie mit dem Urin nichts zu sich nehmen, was nicht ohnehin schon in Ihrem Körper ist, brauchen Sie auch während Menstruation und Schwangerschaft nicht auf seine heilende und stärkende Wirkung zu verzichten. Gerade während dieser Zeiten sind ja die Hormonkonzentrationen im Körper – und damit auch im Urin – verändert. Das bedeutet, daß der Körper durch die erneute Zuführung dieser Stoffe nur gekräftigt werden kann.

Es ist auch durchaus möglich, den Harn ohne Menstruationsblut aufzufangen: der Mittelstrahl, dessen Verwendung ohnehin empfohlen wird, ist fast frei davon. Sie können während Ihrer Menstruation aber auch ohne weiteres mit der Urintherapie, vor allem mit dem Urintrinken, aussetzen. Finden Sie für sich selbst heraus, was das beste ist.

Manche Therapeuten halten das Urinfasten auch während der Schwangerschaft für unbedenklich. Aber das Fasten ist ein sehr starker Körperreiz, von dem natürlich das ungeborene Kind ebenfalls betroffen wird. Deshalb: Sprechen Sie vorher unbedingt mit Ihrem Arzt.

In der Schwangerschaft richtet sich die Aufmerksamkeit naturgemäß auf den Körper, seine Veränderungen und Reaktionen. Sie können diese Sensibilisierung nutzen. Spüren Sie, welche Behandlung Ihnen ein Wohlgefühl bereitet.

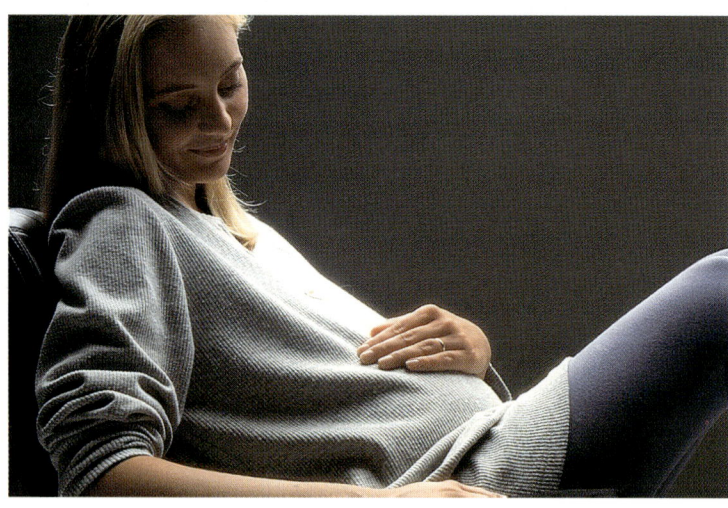

Ernährung während der Urintherapie

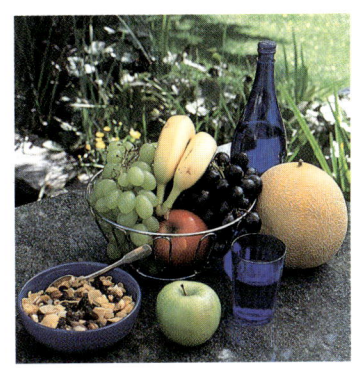

Vitamine statt Fast food

»Der Mensch ist, was er ißt«, heißt es. Der Urin ist ein genaues Spiegelbild der Vorgänge und Zustände im Organismus. Es liegt auf der Hand, daß der Urin um so heilsamer ist, je gesünder die Ernährung ausfällt. Allerdings tun wir – oft unbewußt – eine ganze Menge, um unserem Körper seine Arbeit zu erschweren. So trinken wir zuwenig und essen zuviel (und falsch). So haben wir meistens auch zu wenig frische Luft und Bewegung.

Wer sich zu einer Urintherapie entschließt, wird auch keine Schwierigkeiten haben, diese durch eine entsprechende Nahrung zu unterstützen. In den meisten Fällen wird nicht einmal ein radikaler Bruch mit alten Ernährungsgewohnheiten notwendig sein, sondern nur ein bißchen mehr Bewußtsein und Nachdenklichkeit bei der Auswahl und Zusammenstellung der Nahrungsmittel.

Besonders vor und während einer Urintherapie sollte man auf seine Ernährung achten: keine fetten Speisen, viel Ballaststoffe und Rohkost – und stets ausreichend trinken!

Werden Sie nicht sauer!

Unsere Nahrung reguliert u. a. auch den pH-Wert des Urins, und zwar durch das in der Nahrung enthaltene Wasser. Sie kann uns also »sauer« machen – und das nicht nur im übertragenen Sinn. Ein übersäuerter Organismus ist anfälliger für Krankheiten. Außerdem bekommt der Urin dadurch einen unangenehmen Geschmack.

Der optimale pH-Wert des Urins – also das richtige Säure-Base-Gleichgewicht – liegt bei 7,4. Dieser Wert bezeichnet den Gehalt an Wasserstoffionen in unserem Körper.

So einfach ist eine richtige Ernährung

TIP:
Besorgen Sie sich Indikatorpapiere aus der Apotheke zur Feststellung Ihres Säure-Base-Gehalts im Urin.

Keine Sorge: Eine ausgewogene Kost hat nichts mit Verzicht oder Askese zu tun! Sie ist mindestens ebenso wohlschmeckend wie das gewohnte Essen und versorgt darüber hinaus den Körper mit allen lebensnotwendigen »Betriebsstoffen«. Für eine richtige, d. h. gesunde Ernährung sind auch keine komplizierten Diätpläne nötig. Sie brauchen bei der Zusammenstellung Ihrer Nahrung nur einige ganz elementare Grundsätze zu beachten.

Testfragen

Eine wichtige Voraussetzung für eine erfolgreiche Urintherapie ist ein kritischer Blick auf Ihre Ernährungsgewohnheiten:

- Essen Sie öfter als dreimal in der Woche Fleisch oder Fisch?
- Essen Sie vorwiegend Tiefkühl- oder Konservengemüse?

- Essen Sie häufig zuckerhaltige Süßigkeiten oder Backwaren?
- Essen Sie vorwiegend Brot und Gebäck aus Weißmehl?
- Verwenden Sie reichlich Salz zum Würzen Ihrer Mahlzeiten?
- Trinken Sie mehr als drei Tassen Kaffee täglich?
- Trinken Sie häufig hochprozentigen Alkohol?

- Rauchen Sie regelmäßig?

Wenn Sie diese Fragen überwiegend mit »ja« beantwortet haben, sollten Sie sich Gedanken darüber machen, ob nicht eine Umstellung Ihrer Ernährungsgewohnheiten möglich wäre. Sie erhöhen damit auch die Qualität Ihres Urins und verbessern somit Ihr Heilmittel.

Fleisch

Wenn Sie gerne Fleisch essen, brauchen Sie durchaus nicht auf den gewohnten Genuß zu verzichten. Aber mehr als drei Fleischmahlzeiten in der Woche sollten es nicht sein – das Angebot an tierischem Eiweiß ist sonst unbekömmlich für den Organismus. Verwenden Sie möglichst Lamm-, Rind-

und Geflügelfleisch von Tieren, die artgerecht aufgezogen wurden. Schweinefleisch sollte nur selten im Speiseplan auftauchen.

Obst und Gemüse

Gemüse und Obst liefern dem Körper die nötigen Ballaststoffe, die er für den Verdauungsprozeß, u.a. aber auch zum Erzeugen des Sättigungsgefühls benötigt. Je weniger Gemüse behandelt wird, desto mehr wertvolle Inhaltsstoffe enthält es! Deshalb sollten Sie vorwiegend frisches Obst und Gemüse (also nicht aus Konserven) verwenden und zu Hause nicht mehr lange lagern. Je frischer, um so mehr Biostoffe sind noch enthalten. Garen Sie das Gemüse so kurz wie möglich – dabei behält es dann auch den »Biß«. Besonders empfehlenswert ist Rohkost – als Vorspeise, aber auch als Haupt- und Zwischenmahlzeit. Und wenn es irgend möglich ist, sollten Sie im Bioladen oder bei einem Bauern einkaufen, der naturgemäß wirtschaftet.

Für eine ausgewogene, gesunde Ernährung müssen meist nur ein paar Gewohnheiten geändert werden. Abwechslungsreich essen, sorgsam auswählen, in Maßen süßen und salzen.

Getreide

Bei Brot- und Backwaren sind auf jeden Fall Vollkornprodukte vorzuziehen. Vollkorn enthält u.a. wichtige Spurenelemente wie Eisen und Zink, während dem Weißmehl ein Großteil der wertvollen Inhaltsstoffe entzogen worden ist. Auch bei Reis und Teigwaren sind die naturbelassenen Produkte wesentlich vitalstoffreicher und auch vom Geschmack her ausdrucksvoller.

Darüber hinaus gibt es viele Getreidegerichte, die nicht nur für die Gesundheit, sondern auch für den Feinschmeckergaumen eine Bereicherung sind – z.B. Gerichte aus Gerste, Roggen, Hafer, Buchweizen, Grünkern usw.

Inzwischen sind viele hervorragende Kochbücher zu diesem Thema erhältlich.

WICHTIG:
Obst und Gemüse nach dem Einkauf kühl lagern! Wertvolle Biostoffe in der Nahrung werden nach dem Ernten nicht mehr weiter aufgebaut; sie beginnen bereits bei Zimmertemperatur abzusterben.

Zucker

Als vielgepriesener Energiespender kann Zucker nur in seiner unraffinierten Form dienen – also nicht als die weiße Substanz, die wir gewöhnlich verwenden. Rohrzucker z. B. hat einen stärkeren Eigengeschmack, ist also zum Süßen von Tee und Kaffee nicht unbedingt jedermanns Sache, verleiht aber vielen Süßspeisen ein besonderes Aroma.

Honig empfiehlt sich ebenso zum Süßen von Speisen und Getränken – nicht nur wegen des angenehmen Geschmacks, sondern auch, weil Honig eine ideale Kombination von gesundheitsfördernden Substanzen enthält.

Salz

Auf das Maß beim Essen und beim Würzen kommt es an: nicht zuviel Zucker, nicht zuviel Salz. Dann schmeckt es und ist gesund!

Der menschliche Körper braucht Salz, um seine chemischen und biologischen Prozesse aufrechtzuerhalten. Viele Nahrungsmittel enthalten natürliche Salze, die bereits einen großen Teil des Bedarfs decken. Trotzdem nehmen viele Menschen wesentlich mehr Salz zu sich, als für den Organismus nötig und ihm dienlich ist. Salz bindet Wasser, d. h., die Nierenfunktion wird beeinträchtigt, der Körper wird nicht ausreichend durchspült, es kommt zu Wasseransammlungen und damit zu Übergewicht.

Auch mit wenig Salz muß das Essen nicht fade sein – versuchen Sie es anstelle von Salz einmal mit frischen oder getrockneten Kräutern!

Getränke

Der maßvolle Genuß von Wein und Bier kann durchaus positiv für den Organismus sein. Auf die Dosis kommt es an, ob ein Stoff als Heilmittel oder als Gift wirkt!

Mit Wasser und Kräutertee können Sie nichts falsch machen. Trinken Sie aber ausreichend über den Tag verteilt.

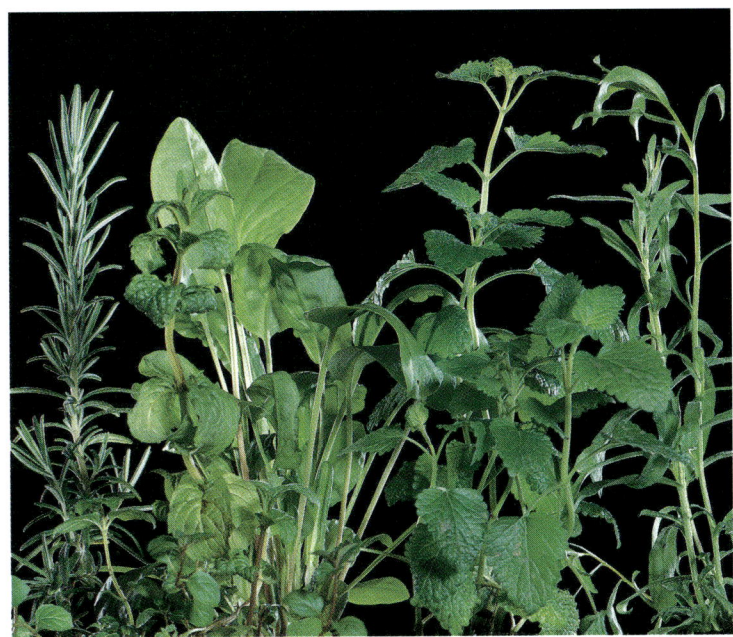

Gewürzkräuter (hier Rosmarin, Pfefferminze, Zitronenmelisse und Estragon) steigern nicht nur den Genuß der Speisen, sie haben auch viele Vitamine und andere wertvolle Inhaltsstoffe.

Wenn Sie sich an diese wenigen Hinweise halten, können Sie bei Ihrer Ernährung eigentlich nichts falsch machen. Essen Sie auf jeden Fall mit Genuß, und lassen Sie sich Zeit dabei – nur so werden die Inhaltsstoffe der Nahrung optimal verwertet. Behalten Sie Ihre »guten« Eßgewohnheiten möglichst auch dann bei, wenn Sie gerade keine Urintherapie durchführen – Ihrer Gesundheit zuliebe. Unsere Lebensmittel sollten unsere Heilmittel sein – das wußte schon der griechische Arzt Hippokrates.

Ohne Wasser läuft nichts

Ausgerechnet in modernen, hochzivilisierten Ländern leiden viele Menschen unter Wassermangel. Das mag paradox klingen – schließlich steht uns im Gegensatz zu anderen Ländern Wasser in Hülle und Fülle zur Verfügung. Trotzdem ist es eine Tatsache: Die meisten Menschen trinken zuwenig!

Zuwenig Wasserzufuhr für den Körper macht sich schnell bemerkbar. Müdigkeit, Gereiztheit, Konzentrationsmangel sind die häufigsten Erscheinungen neben einer trockenen, faltigen Haut.

71

Die Folgen sind:
- Das Blut wird eingedickt, kann also die Nährstoffe nicht mehr optimal transportieren.
- Die Zellen beginnen zu schrumpfen, was nach außen hin z. B. durch eine trockene, faltige Haut sichtbar wird.
- Es stellen sich als erste Folgen Müdigkeit und eine verminderte Leistungsfähigkeit ein.

Der menschliche Körper benötigt am Tag die Zufuhr von etwa zwei bis drei Litern Flüssigkeit. Einiges davon ist natürlich schon in unserer normalen Ernährung enthalten (z. B. in Obst, Gemüse, Suppen). Aber das reicht bei weitem nicht aus! Gerade bei der Urintherapie zeigt sich dies sehr deutlich. Bei Menschen, die zuwenig trinken, schmeckt und riecht der Urin eher streng.

Ausgewogene, gesunde Ernährung macht sich bei der Urintherapie bemerkbar, denn auch der Urin ist damit gesünder und enthält noch mehr wertvolle Wirkstoffe.

Getränkekarte für Ihre Gesundheit

OBST- UND GEMÜSESÄFTE
Möglichst aus dem Reformhaus – dort sind die Säfte nicht so übersalzen oder mit zuviel Zucker versetzt wie viele der im normalen Handel erhältlichen Produkte.

KRÄUTERTEES
Probieren Sie aus, welche der Tees Ihnen am besten bekommen – manche Tees geben nämlich dem Urin einen bitteren Geschmack.

MINERALWASSER
Es sollte möglichst salzarm sein, denn über die Nahrung nehmen wir meistens schon mehr als genug Salz auf. Es sollte möglichst stilles Wasser sein – die in sprudelnden Wässern enthaltene Kohlensäure führt leicht zu einer Übersäuerung des Körpers.

LEITUNGSWASSER
Sie können auch einfach Leitungswasser trinken. Dieses enthält zwar keine besonderen Wirkstoffe, aber auch nichts, was Ihnen schaden könnte. Eventuell vorher auskochen, um Keime zu töten.

Urin ist unser erstes Getränk

Bevor wir geboren werden, schwimmen wir im Fruchtwasser
– das zum größten Teil aus unserem eigenen Urin besteht.
Als Ungeborene trinken wir dieses Wasser, in dem wir wachsen – und gedeihen dabei!

Der Fötus verwendet das Fruchtwasser, um die eigenen Lungen zu entwickeln. Er »atmet« die Flüssigkeit buchstäblich
in seine Lungen ein – sonst könnten diese gar nicht heran-
wachsen. Der wichtigste Inhaltsstoff des Fruchtwassers ist
der Urin des Fötus.

Als Fötus trinkt der Mensch etwa einen halben Liter Eigenurin pro Tag!

**Die Natur hat mit
optimalen Bedingungen
für das Kind im
Mutterleib gesorgt.**

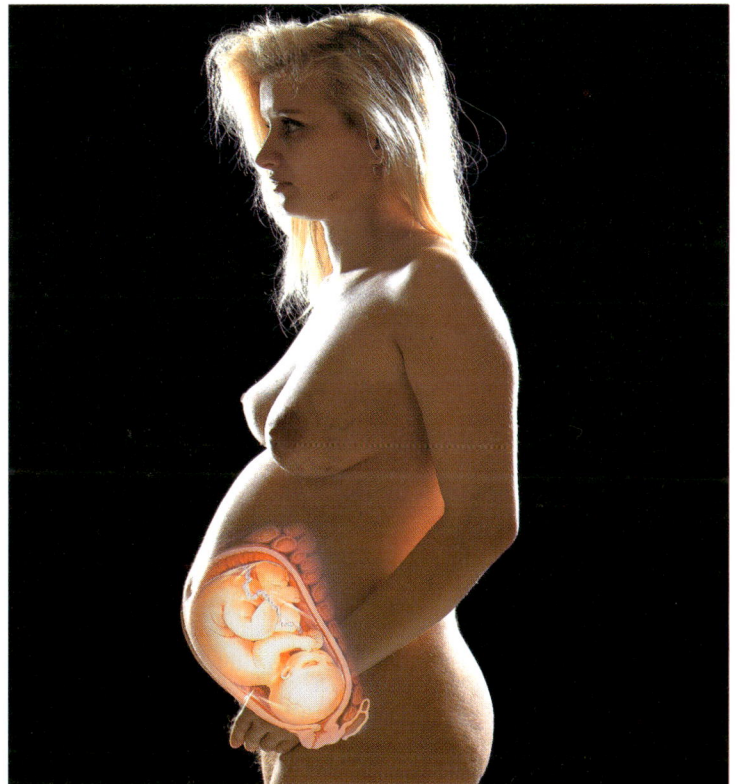

*Das Fruchtwasser, von dem der
Embryo im Mutterleib
umgeben ist, besteht zu einem
großen Teil aus seinem eigenen
Urin. In ihm gedeiht er, und
von ihm und der Plazenta
ernährt er sich.*

73

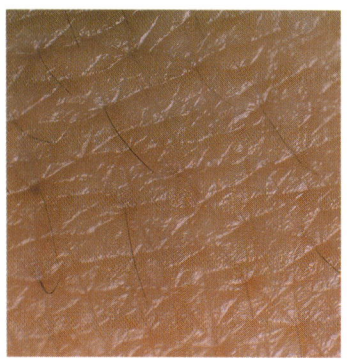

*Innere Reinigung –
das Schwitzen der Haut*

**Nebenwirkungen wie bei
Arzneimitteln aus der
Pharmazie gibt es in einer
Urintherapie nicht. Wenn
der Körper reagiert, ist
das auch Zeichen eines
Heilungsprozesses.**

Der Körper reagiert

Mögliche Reaktionen auf die Urintherapie

»Zu Risiken und Nebenwirkungen beachten Sie die Packungsbeilage oder fragen Sie Ihren Arzt oder Apotheker« – so heißt es in der Werbung der Pharmaindustrie. Zur Urintherapie gibt es keine Packungsbeilage. Sowohl Ihr Arzt als auch Ihr Apotheker wären in diesem Fall meist selbst überfragt.

Und Erfahrungsberichte über negative Auswirkungen der Urintherapie sind bisher noch nicht bekanntgeworden. Es ist also recht unwahrscheinlich, daß es dabei Nebenwirkungen gibt.

Sollten bei Ihnen dennoch während der Urintherapie unerwartete Körperreaktionen auftreten, kann Ihnen die folgende Zusammenstellung sicherlich eine Erklärung dafür liefern. Denken Sie immer daran, daß Naturtherapien in vielen Fällen das Krankheitssymptom zunächst verstärken, um es dann um so wirksamer heilen zu können!

Sie entscheiden selbst

Das eine oder andere Symptom kann während einer Urintherapie auftreten, es muß aber nicht bei jedem zu gleichen Reaktionen kommen. In jedem Fall sind sie ein Zeichen für den Heilungsprozeß, der durch die Urintherapie – besonders beim Urintrinken – eintritt. Oft halten sie sich nur für kurze Zeit. Nach einer solchen »Krise« fühlen Sie sich dann besser und gesünder.

Das kann bei einer Therapie auftreten

DURCHFALL

Dieser kann auftreten, wenn Sie pro Tag die gesamte Eigenharnmenge trinken und Ihr Urin sehr sauer ist. Setzen Sie in diesem Fall mit der Urintherapie aus, testen Sie den pH-Wert Ihres Urins und ändern Sie Ihre Ernährung.

SCHWEISSAUSBRÜCHE

Die Haut als größtes Ausscheidungsorgan reagiert natürlich besonders stark auf die Reinigungsprozesse des Körpers. Trockenbürsten und Kräuterbäder können diese an sich positive Reaktion lindern, ohne sie zu unterbinden.

KOPFSCHMERZEN UND DEPRESSIVE STIMMUNGEN

Beides sind Zeichen einer inneren Reinigung – also trotz der unangenehmen Begleiterscheinungen durchaus positiv zu werten. Wenn die Beschwerden zu stark werden, unterbrechen Sie für einige Tage, um den Körper etwas auszuruhen.

DURSTGEFÜHL

Mitunter tritt bei der Urintherapie ein starkes Durstgefühl auf. Trinken Sie dann noch mehr als sonst – mindestens zwei bis drei Liter pro Tag.

Empfehlenswert sind vor allem Kräutertees, Obstsäfte und viel stilles Mineralwasser.

FRIEREN

Wenn Sie während der Urintherapie leichter als sonst frösteln, empfehlen sich Vollbäder (möglichst mit einem Kräuterzusatz). Auch das Trockenbürsten des ganzen Körpers hilft – dabei immer in Richtung zum Herzen hin bürsten.

KÖRPER- UND MUNDGERUCH

Diese unangenehmen Begleiterscheinungen haben nichts mit der Anwendung des Urins zu tun – sie treten auch bei jeder »normalen« Fastenkur auf. Sie rühren daher, daß der Körper sich dabei massiv reinigt und entschlackt. Duschen Sie häufiger und putzen Sie sich mehrmals täglich die Zähne – damit ist das Problem in den allermeisten Fällen schon gelöst.

Einige Reaktionen des Körpers kann man ausgleichen (z. B. das Durstgefühl stillen), andere nur akzeptieren. Wird es dennoch zu unangenehm, lieber eine Weile unterbrechen.

Sie können die tägliche Menge Urin jederzeit reduzieren, wenn Ihnen die Kur so angenehmer wird und die lästigen Nebenerscheinungen wegfallen. Sie können natürlich auch ganz unterbrechen und erst zu einem späteren Zeitpunkt wieder mit einer Urintherapie beginnen, wenn Ihr Körper sich völlig beruhigt hat. In der Regel gibt es aber überhaupt keine Probleme, die Anwendung ist allgemein sehr gut verträglich.

Die Urintherapie lädt also geradezu dazu ein, auf den eigenen Körper zu hören. Der ist oft viel weiser als unser Verstand und zeigt uns, was nötig ist.

Bei gleichzeitiger Medikamenteneinnahme muß bedacht werden, daß der Urin Abbauprodukte oder noch wirksame Arzneistoffe enthalten könnte. Deshalb vor der Therapie einen Arzt aufsuchen!

Arzneimittel während der Therapie

Die meisten Medikamente werden über die Nieren ausgeschieden. Zwar findet in der Regel im Organismus ein Abbauprozeß statt, aber es ist nicht sicher, ob wirklich die gesamte wirksame Substanz eines Medikaments abgebaut wird – und wenn ja, welche Wirkungen diese Abbauprodukte eventuell noch entwickeln können. Deshalb ist es sicherlich ratsam, eine Urintherapie erst dann zu beginnen, nachdem man die Medikamente bereits abgesetzt hat. Aber dies wird nicht immer möglich sein – es gibt ja viele Menschen, die ständig Arzneimittel zu sich nehmen müssen.

Sprechen Sie in solch einem Fall unbedingt mit Ihrem Arzt. Es gibt durchaus Medikamente, die bei einer gleichzeitigen Urintherapie unbedenklich sind. Manchmal wird dabei sogar eine positive Wirkungsverstärkung der Medikamente hervorgerufen.

Denken Sie besonders während einer Kur immer daran, ausreichend zu trinken (zweieinhalb Liter am Tag), damit Giftstoffe in Ihrem Körper verdünnt und mit der Flüssigkeit ausgeschwemmt werden.

Harndiagnose

Wenn Sie zu einer ärztlichen Untersuchung gehen, wird in den meisten Fällen außer dem Blut auch der Urin untersucht. Urin kann nämlich sehr deutlich viele verschiedene Krankheiten eines Menschen aufzeigen! Auch Sie selbst können wichtige Aufschlüsse aus der Beschaffenheit des Urins erhalten.

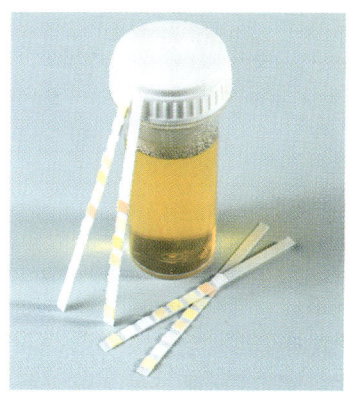

Bequeme Harndiagnose mit Teststreifen

Feststellung des pH-Wertes

Gerade beim Urintrinken und Urinfasten ist ja das Gleichgewicht zwischen den körpereigenen Säuren und Basen sehr wichtig. Dieses Gleichgewicht drückt sich im sogenannten pH-Wert aus.

Der pH-Wert des Urins sollte zwischen 5 und 7 liegen, morgens um 5, ab mittags bis über 7. Mit der richtigen Ernährung während einer Urintherapie können Sie eine eventuelle Übersäuerung des Körpers regulieren.

Und so testen Sie den pH-Wert Ihres Urins:
- In der Apotheke erhalten Sie sogenannte Indikatorpapiere (z. B. Lackmuspapier). Diesen liegen sowohl eine Gebrauchsanweisung als auch eine Farbskala bci.
- Tauchen Sie den Teststreifen kurz in frisch gelassenen Urin und vergleichen Sie den Streifen mit der Farbskala. So erhalten Sie den genauen pH-Wert ihres Urins.

Das Säure-Base-Gleichgewicht im Körper regulieren die Nieren. Sie führen Stoffe ins Blut zurück oder geben sie in die Blase ab, von wo aus sie mit dem Urin ausgeschieden werden.

Stellen Sie Ihre eigene Harndiagnose

Das Verfahren der Harnschau ist seit Jahrtausenden in fast allen Kulturbereichen als diagnostisches Hilfsmittel verwendet worden. Die Beschaffenheit des Urins kann auch dem

Bereits an Geruch und Farbe des Urins ist festzustellen, ob eine Krankheit vorliegt. Voraussetzung: Die Blase wird öfters mal geleert.

Laien eine Reihe von Hinweisen auf seinen Gesundheitszustand geben.

Gesunder Urin ist mehr oder weniger geruchlos. Voraussetzung ist, daß die Möglichkeit besteht, den Urin bei Harndrang baldmöglichst abzusetzen. Sie werden selbst schon festgestellt haben, daß Ihr Urin nicht nur eine stärkere Färbung und eine weniger flüssige Konsistenz, sondern auch einen strengeren Geruch hat, wenn Sie ihn längere Zeit zurückhalten mußten.

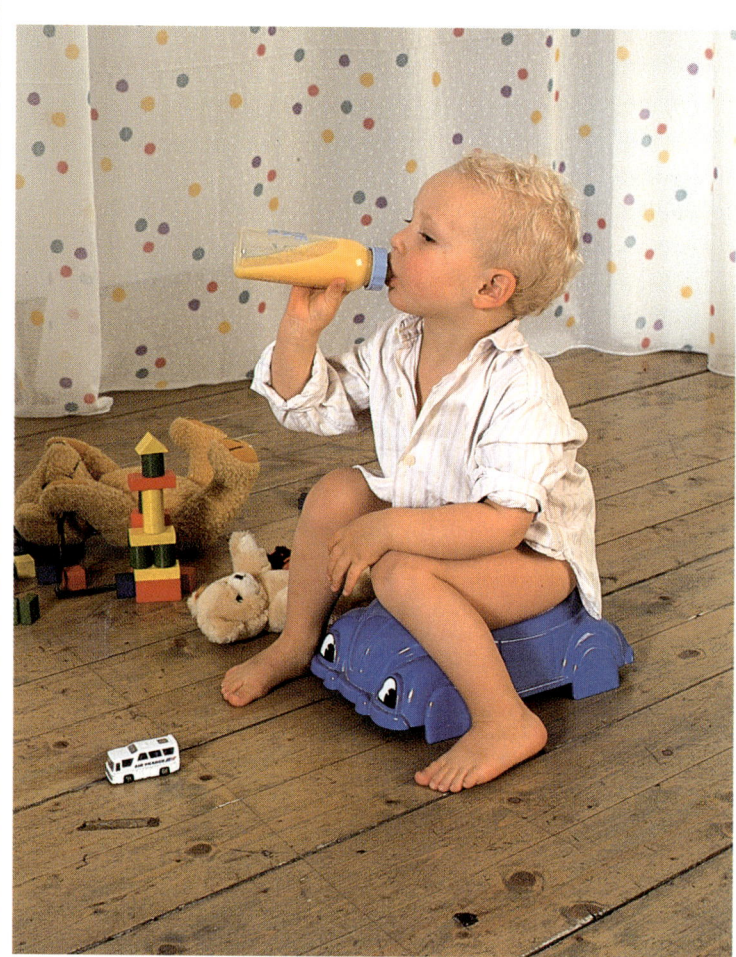

Aufs Töpfchen, und los geht's. Achten Sie auch bei Ihren Kindern auf den Urin. So können Sie auf viele Krankheiten frühzeitig aufmerksam werden.

Was Ihr Urin Ihnen sagen kann

- Normaler Harn ist klar und (durch die Gallenfarbstoffe) gelblich gefärbt.

- Bakterien, Eiter und andere organische Schlacken können den Urin eintrüben. Das ist z. B. bei Fieber, Entzündungen der Harnwege und erhöhten Blutzuckerwerten der Fall.

- Wenn Sie Ihren Urin eine Weile stehen lassen, kommt es leicht zu wölkchenförmigen Trübungen durch die sogenannten Harnmukoide. Dabei handelt es sich um ein Netzwerk von Schleimfäden, das im Urin schwebt und das eine ganz normale, also nicht krankheitsbedingte Erscheinung ist.

- Gesunder Harn ist frei von Zucker – er schmeckt eher salzig. Süß schmeckender Urin ist in den allermeisten Fällen ein Hinweis auf eine Zuckerkrankheit.

Urin – ein offenes Buch

Der Heilpraktiker und Urintherapeut Hans Höting hat ein System der modernen Harnschau entwickelt, das auch dem Laien zugänglich ist:

- Geben Sie frischen Urin in ein Glas und lassen Sie diesen eine Zeitlang (eine Viertelstunde bis zu mehreren Stunden) stehen. Dann beobachten Sie eventuelle Veränderungen.
- Während dieser Zeit können im Uringlas die unterschiedlichsten Veränderungen auftreten: Verfärbungen, Trübungen, Schaumbildung, Wolken, Ablagerungen, Beläge, Fäden, Blasen.

Dies sind einige Hinweise, mit denen man eine eigene Diagnose versuchen kann – die allerdings nicht die ärztliche Diagnose ersetzen sollte!

WICHTIG:
Bei Verdacht auf eine Erkrankung genügt es nicht, selbst eine Harnschau an sich vorzunehmen. Lassen Sie sich auf jeden Fall auch von einem Arzt untersuchen.

Wie Urin auf Veränderungen reagiert

Urin wurde in der Menschheitsgeschichte schon früh zur Diagnose und Therapie eingesetzt. Antike Gelehrte und erste Wissenschaftler unserer Zeit legen Zeugnis ab über seine Verwendung und über Heilungserfolge.

TIP:
Machen Sie die Probe aufs Exempel und vergleichen Sie Ihren Morgenurin mit dem Tagesurin. Sieht der Harn nach vielem Trinken anders aus als nach einem kargen Mahl?

Viel wichtiger als die eigene Diagnostizierung akuter Krankheiten auf dem Wege der Harnuntersuchung ist die Tatsache, daß man bei der Beobachtung des eigenen Urins sehr augenfällig erkennen kann, wie Lebensumstände und -gewohnheiten auf unseren Organismus einwirken.

Deshalb ist es auch für jeden, der sich für die Urintherapie interessiert, eine nicht nur spannende, sondern auch aufschlußreiche Erfahrung, wie sich die Beschaffenheit des Urins verändern kann:

- Im Laufe des Tages
- In gesunden und kranken Zeiten
- In Zeiten der Ruhe und unter Streßbelastung
- Bei unterschiedlicher Ernährung.

Auf jeden Fall ist es interessant, wenn man den »besonderen Saft« nicht einfach im Abfluß verschwinden läßt, sondern beobachtet, welche chemisch-biologischen Abläufe dort vor sich gehen.

Harnschau im Wasserglas

Es gibt verschiedene Anzeichen, aus denen man Rückschlüsse auf eventuelle Erkrankungen ziehen kann.

- Staubartiger Bodensatz: Hinweis auf mögliche Schleimhautschwächen, vor allem im Atmungsbereich (z.B. allergisch)

- Gelbliche Brösel (die sich mitunter erst nach einem Tag bilden): Hinweis auf mögliche Pilzerkrankungen (z.B. Candida)

- Blasenbildung, vor allem im mittleren Bereich des Uringlases: Hinweis auf mögliche Durchblutungsstörungen

- Gelblich-bräunliche Färbung, vor allem im unteren Bereich des Uringlases: Hinweis auf mögliche Lebererkrankungen

Diabetes rasch erkannt

In der Antike und auch in der indischen Medizin gab es einen sicheren Hinweis auf Diabetes: Wenn Ameisen zum gelassenen Urin strömten, war der Betreffende wahrscheinlich zuckerkrank. Diese Tatsache wurde von dem englischen Arzt Thomas Willis wiederentdeckt. Er bemerkte, daß der Urin von Zuckerkranken süß schmeckt.

Bevor es chemische Untersuchungsmethoden für den Urin gab, verwendeten die Ärzte in der Tat die Geschmacksprobe, um Krankheiten ihrer Patienten zu diagnostizieren.

Der bekannte schwarze Urin

Auch bei manchen Tropenkrankheiten kann man die Diagnose sofort anhand der Beschaffenheit des Urins stellen, z. B. beim Schwarzwasserfieber, einer Folgekrankheit der Malaria. Dabei färbt sich der Urin dunkel, fast schwarz.

Urin sendet Signale

Wenn sich im Urin eines Menschen irgendwelche äußeren Veränderungen ergeben, sei es in der Farbe, dem Geruch, seinem spezifischen Gewicht oder der Zusammensetzung, ist das ein Alarmzeichen für fehlerhafte oder gar krankhafte Vorgänge im Körper. Der Bremer Urintherapeut Hans Höting berichtet von einem indischen Arzt, der behauptet, daß es in der traditionellen Ayurvedamedizin sogar über 60 verschiedene diagnostisch verwertbare Harnbilder gibt. Sie unterscheiden sich nach Geruch, Farbe, Ausschäumung, Geschmack usw.

Wenn sich Schaum – wie auf dem Bier – im Urin bildet, enthält der Urin meistens Eiweiß. Urintherapeuten empfehlen dann, nicht nur morgens, sondern auch während des ganzen Tages immer wieder einen Schluck zu nehmen.

In der Harnschau wird mit sogenannten Harnbildern gearbeitet. Das sind äußerlich sichtbare, meßbare Formen des ausgeschiedenen Urins, die sich in Farbe, Geruch, Geschmack usw. unterscheiden.

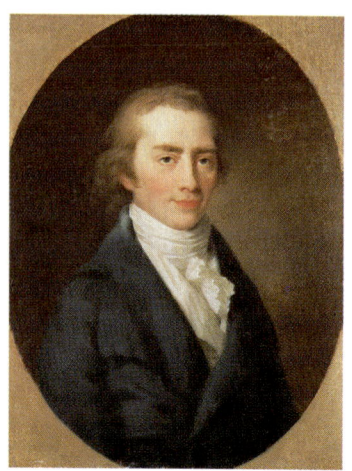

Der Arzt Christian Wilhelm Hufeland

Geschichte und Geschichten

Urintherapie – nichts Neues

Zur Zeit ist die Urintherapie sehr im Gespräch. Dabei ist diese Form der Selbstbehandlung durchaus nichts Neues. Seit Jahrtausenden wird sie in den verschiedensten Kulturen zur Vorbeugung und Abwehr der unterschiedlichsten Krankheiten sowie zur Schönheitspflege angewendet. Was wir heute erleben, ist also die Wiederentdeckung eines uralten Heilverfahrens.

Ein Streifzug durch die Medizingeschichte

In ganzheitlichen Medizinformen hat der menschliche Urin seine spezielle Bedeutung. Vom Urintrinken verspricht man sich nicht nur ewige Jugend und Schönheit, sondern darüber hinaus auch Intelligenz.

Der Gebrauch von Urin zu therapeutischen Zwecken war und ist in der Geschichte der Menschheit weit verbreitet. Der berühmte Arzt Galen (129–199 n. Chr.) berichtet über Urintherapie ebenso wie der römische Schriftsteller Plinius (23–79 n. Chr.). Dieser schrieb im 28. Band seiner Naturgeschichte über Urinbehandlungen bei Wunden, Hunde- und Schlangenbissen, Hautanomalien, Augenentzündungen, Verbrennungen und Narben.

Es gibt auch Berichte griechischer Ärzte, die Urin zum Heilen von Wunden verwendeten. Bereits im 4. Jahrhundert v. Chr. beschreibt der griechische Arzt Hippokrates sehr genau die Verwendung von Urin sowohl für die Diagnose als auch für die Therapie.

Therapien auch in Deutschland

In Deutschland ist es vor allem Paracelsus (1493–1541), der in seinen Schriften die Verläßlichkeit des Urins als Diagnosemittel bestätigt und ihn auch zur Behandlung verschiedener Krankheiten empfiehlt. Auch von Christian Wilhelm Hufeland (1762–1836), der nicht nur ein Freund Goethes, sondern einer der berühmtesten Ärzte seiner Zeit war, stammen verschiedene Schriften über die Eigenharntherapie.

Paullinis »Dreck-Apotheke«

Das berühmteste deutsche Buch über die Urintherapie ist Paullinis »Heylsame Dreck-Apotheke«, das 1696 erschien. Christian Franz Paullini (1643–1712) war Arzt und Theologe.

»Vor allen anderen Dreck-Artzeneyen rühmen und recommendiren wir den Menschen-Urin, als unter allen das sauberste, und dabei doch allgemeinste Hülffs-Mittel, gegen fast alle Krankheiten und Zufälle (...).
Sicherlich kann man sagen, daß der gütige Gott jedwedem Menschen seine vollkommene Artzeney in allen Nothfällen beygegeben, wenn man nur den Urin betrachtet, den jedoch der Mensch allezeit bey sich hat.«

In seinem Buch schildert Paullini die Verwendung von Ausscheidungsprodukten zur Behandlung von Krankheiten und berichtet auch über die Erfolge dieser Methode.

Ein berühmter Selbstversuch

In unserem Jahrhundert war es vor allem der englische Arzt J. W. Armstrong, der sich für die Urintherapie einsetzte. Als er nach einem Tuberkulosebefall beider Lungenflügel auch noch – infolge von Behandlungsfehlern – einen Diabetes

Nach Armstrong ist die Urintherapie des Menschen mit Vorgängen in der Natur zu vergleichen: Es gibt einen Regelkreislauf, bei dem auch ausgeschiedene Produkte wieder aufgenommen werden.

mellitus (Zuckerkrankheit) entwickelte, erinnerte er sich daran, daß sein Großvater Tiere mit der Urintherapie geheilt hatte. 45 Tage lang fastete Armstrong mit Urin und Wasser und rieb sich außerdem täglich mit Eigenharn ein. Diese Kur brachte ihm vollständige Heilung.

Asiatische Therapieform

Schiwas himmlischer Nektar

Vor allem auch in den östlichen Kulturen – insbesondere den Kulturen Indiens –, die eine lange volksheilkundliche Tradition haben, wurde (und wird) Urin als Heilmittel bei den unterschiedlichsten Krankheiten eingesetzt.

So findet man in Indien in alten Schriften Hinweise auf die Urintherapie. Der älteste Text, der noch vollständig erhalten ist, ist etwa 5000 Jahre alt. Er besteht aus 107 Versen und ist Teil einer Schrift namens »Damar Tantrá«. Der betreffende Auszug heißt »Shivambu Kalpa Vidhi« – d. h. Trinken des eigenen Urins, um den Körper zu erneuern. (»Shivambu« be-

Das spirituelle und medizinische Wissen Indiens wird in der ganzen Welt bewundert. Das heilende und stärkende Urintrinken ist den indischen Yogis von alters her bekannt.

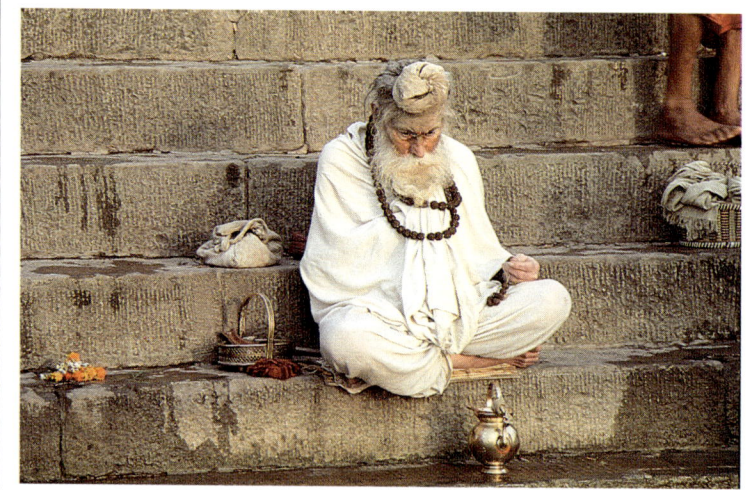

deutet wörtlich übersetzt: das Wasser von Schiwa. Schiwa ist der höchste Gott der indischen Götterwelt.)

In diesem alten Sanskrittext ist sogar ein Gespräch des Gottes Schiwa mit seiner Gefährtin Parvati niedergeschrieben, in dessen Verlauf er ihr das Geheimnis seiner Schönheit und Jugend verrät: Er trinkt täglich seinen eigenen Urin, den er als himmlischen Nektar bezeichnet. Sehr eingehend beschreibt er dann die Formen der Anwendung und weist auch auf die richtige Lebensführung im Zusammenhang mit der Urintherapie hin.

Höhere Seinsstufen erreichen

Aber Schiwa geht es nicht nur um die gesundheitliche, sondern auch um die geistige Wirkung des Urintrinkens. Er vertraut Parvati an, daß bereits nach einer Anwendung von zwei Monaten der Geist geschärft sei. Nach fünf Monaten Urintrinken erlange man Hellsichtigkeit und göttliche Visionen, nach sechs Monaten hohe Intelligenz und Erfahrung in den heiligen Schriften. Die klassische ayurvedische Medizin, die – in Indien entwickelt – heute weltweit praktiziert wird, arbeitet ebenfalls mit der Urintherapie.

Indische Yogis praktizieren auch heute noch das Urintrinken und führen nicht zuletzt darauf ihre mitunter fast übernatürlich erscheinenden Fähigkeiten zurück, z. B. über lange Zeit fasten oder in den unbequemsten Stellungen meditierend ausharren zu können.

Ein Ministerpräsident als Urintherapeut

Der berühmteste Urintrinker ist wohl Morarji Desai, der von 1977 bis 1979 indischer Ministerpräsident war. Er heilte seine Malaria mit zehntägigem Urinfasten und trank seitdem jeden Morgen ein Glas Eigenurin. Er ist so weit über 90 Jahre alt geworden.

Auch die indischen Götter labten sich am »himmlischen Nektar«. Sie erlangten so – neben Gesundheit – Hellsichtigkeit und einen geschärften Geist.

Vorbild für alle

Moraji Desai:
»Ich habe Eigenharn an mir selbst ausprobiert, und auf meinen Rat taten es viele andere. Ich habe wunderbare Erfahrungen gemacht und gesehen, wie unter Eigenharntherapie Diabetes, Krebs und Tuberkulose geheilt wurden. Nach meiner Erfahrung ist Eigenharntherapie eine gute Möglichkeit, Augen-, Ohren-, Zahn- und Hautbeschwerden höchst wirksam zu behandeln.«

Internationale Verbreitung

Inzwischen wird in verschiedenen indischen Krankenhäusern die Urintherapie praktiziert. Dies ist übrigens auch in den USA der Fall. Das von der Schweizerin Dr. Beatrice Barnett in Florida gegründete »Water of Life Institute« hat viel dazu beigetragen, diese Therapieform zu etablieren. Auch in Rußland und Frankreich wird in einigen Kliniken mit der Urintherapie gearbeitet.

Von indischen Krankenhäusern ausgehend, erobert sich die Eigenurintherapie auch ihren Platz in russischen und europäischen Kliniken.

Urin – ein Wirtschaftsfaktor

Beispiele aus den USA und aus China zeigen, daß sich aus dem Urin wichtige Stoffe für die Verwendung in der Pharmaindustrie gewinnen lassen. Der Urin ist also nicht nur in medizinischer, sondern auch in wirtschaftlicher Hinsicht interessant.

Ein uralter Berufsstand

Wie in anderen antiken Staaten wurde auch im alten Rom Urin als Reinigungsmittel für Textilien verwendet. Harn geht ja nach wenigen Tagen in Fäulnis über und bildet dann

Ammoniak. Dieser verbindet sich während der Wäsche mit dem Fett der Kleidung, vor allem mit dem der Wolle, zu flüssiger Seife.

»Geld stinkt nicht!«

In einer Metropole wie Rom wurden natürlich große Mengen Urin benötigt, um den Bedarf der Wäschereien zu decken. So entwickelte sich ein besonderer Berufsstand, die »fullones«.

Diese sammelten neben der Wäsche auch den Urin aus den von ihnen betriebenen öffentlichen Bedürfnisanstalten ein und transportierten beides in ihre Waschküchen außerhalb der Stadt. Dort wurde der Urin in große Steinbottiche gegeben, worin dann durch Treten und Stampfen mit den Füßen die Wäsche gewaschen wurde. Anschließend wurde die Wäsche dann am Fluß gründlich ausgespült und auf der Wiese gebleicht.

Für ihre unangenehme Arbeit wurden die »fullones« gut bezahlt und waren meistens wohlhabende Leute. Das brachte Kaiser Vespasian (Regierungszeit 69–79 n. Chr.) auf den Gedanken, von ihnen höhere Steuern zu fordern. Ihr Hinweis auf die übelriechende Tätigkeit brachte den »fullones« nichts. »Pecunia non olet« (Geld stinkt nicht), meinte der Kaiser.

Beste Ware – urinbehandelt

Die Behandlung von Textilien, insbesondere von Wolle, mit Urin ist bis in unsere Zeit üblich. So wird der weltberühmte englische Harris-Tweed ausschließlich mit Menschenurin zum Entschweißen der Wolle hergestellt – dieses Prozedere wurde sogar durch ein Dekret des englischen Parlamentes festgelegt.

Harnstoff zerfällt bei Sauerstoffeinwirkung in Kohlendioxid und Ammoniak. Letzteres nimmt man von alters her zum Bleichen von Wäsche – daher die Behandlung mit Urin.

Verwendung im Haushalt

Bei neuen Lederschuhen, die drücken und kneifen, ist die Behandlung mit Urin eine bewährte Methode. Damit machten übrigens seit Jahrhunderten die Soldaten ihre »Knobelbecher« passend!

Die Verwendung von Urin im Haushalt ist vielfältig und reicht von Wäschebleichen oder -färben über Wolleentfetten bis hin zum Blumengießen.

- Geben Sie frischen Urin in die Schuhe, lassen Sie diesen einige Minuten einwirken und leeren Sie dann die Schuhe wieder aus.

- Auch Blumen reagieren positiv auf Urin! Setzen Sie dem Gießwasser für Ihre Topfblumen gelegentlich immer einmal etwas frischen Urin zu.

- Bevor Sie Ihren Rasen besprengen: Geben Sie mit Wasser verdünnten Urin in eine Gießkanne und behandeln Sie die Grasfläche damit.

Aberglaube

Im Volksglauben spricht man dem Urin von alters her eine starke Zauberkraft zu:

- Am Ort des Verbrechens hinterlassener Urin bewahrt den Dieb vor Verfolgung.

- Wollte eine Frau eine Schwangerschaft verhüten, trank sie den Urin einer Jungfrau.

- Wenn man eine frische Brennessel in den Urin eines Kranken legt, kann man feststellen, ob dieser genesen oder sterben wird: Wird sie rasch welk oder verfärbt sie sich, wird er sterben – bleibt sie grün, wird er gesund.

- Die Fruchtbarkeit einer Frau versuchte man zu testen, indem man sie auf frische Pappelblätter urinieren ließ. Waren diese nach drei Tagen noch grün, galt die Frau als fruchtbar.

- Vom Mond beschienener Harn macht mondsüchtig.

- Waldarbeiter durften nicht harnen, wenn eine Tanne gefällt wurde – sonst wurde das Holz wurmstichig.

- Zwei Männer, die über Kreuz das Wasser abschlugen, raubten jemandem den Schlaf.

- Für die Fruchtbarkeit eines Mannes wurde es für ratsam gehalten, daß er durch seinen Trauring harnte.

Geschichten über Anwendungen mit Urin finden sich natürlich auch im Volksglauben in großem Maße. So mancher Glauben hat einen realen Hintergrund…

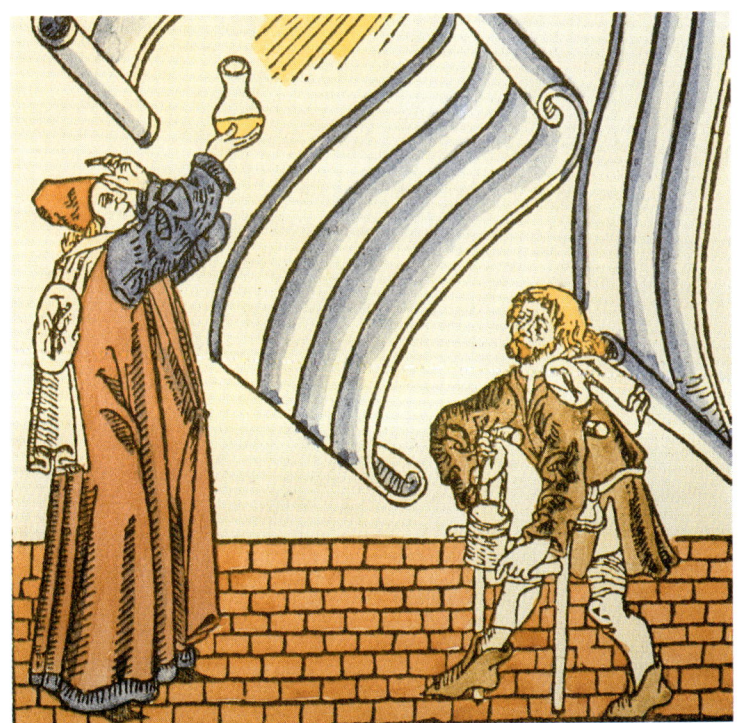

Arzt bei der Harnschau. Buchmalerei aus der medizinischen Schrift »Gharde der suntheit« aus dem Jahr 1492.

Wissenschaftliche Verifizierung der Urintherapie

Ärztliche Anwendungen im 20. Jahrhundert

Der deutsche Arzt Dr. Kurt Herz begeisterte sich für die Methode der Urintherapie und schrieb 1930 ein Buch darüber unter dem Titel „Die Eigenharnbehandlung".

Kinderkrankheiten heilen

Dr. Martin Krebs behandelte in den vierziger Jahren unseres Jahrhunderts Kinder, die an Masern oder Pocken erkrankt waren, mit Urinklistieren. Er stellte bei den so behandelten Kindern einen günstigeren Krankheitsverlauf als bei unbehandelten Kindern fest.

Über die Anwendung und die Ergebnisse der Urintherapie bei Kindern verfaßte er ein Buch mit dem Titel »Der menschliche Harn als Heilmittel«.

Hilfe gegen Asthma und Herzbeschwerden

Raojibhai Patel, ein bekannter indischer Freiheitskämpfer und Mitarbeiter Mahatma Gandhis, konnte mit einer Selbsttherapie mit Urin sein Asthma und seine Herzbeschwerden heilen. 1959 schrieb er das sehr informative Buch (in Indien inzwischen ein Standardwerk auf diesem Gebiet) »Manav Mootra«. Es wurde bereits in verschiedene Sprachen übersetzt.

Nachweislich gegen Krebs

In den sechziger Jahren isolierte der Nobelpreisträger Albert Szent Gyorgi (er entdeckte auch das Vitamin C) eine Substanz namens 3-Methylglyoxal aus dem Urin.

Später wurde nachgewiesen, daß dieser Stoff vernichtend auf Krebszellen wirkt.

Natürliche Heilmethoden werden besser akzeptiert, wenn es dazu wissenschaftliche Belege gibt. Was vor vielen hundert Jahren bereits geholfen hat, wird oft erst in unserer Zeit hinterfragt und wissenschaftlich untersucht.

Kurioses aus aller Welt

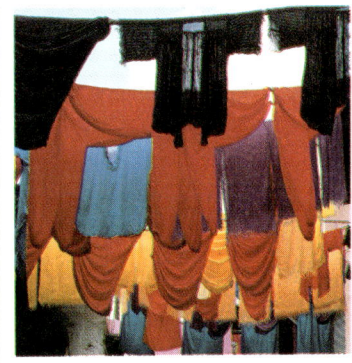

Altbewährtes Färbergeheimnis: Farbechtheit durch Urin!

Andere Länder – andere Sitten. Das gilt auch für den Umgang mit dem Urin. Dabei kann man manches entdecken, das zum Staunen, aber auch zum Schmunzeln ist.
Kaum zu glauben, daß …

- In der Schweiz Urin verwendet wurde, um den Käse schneller gären zu lassen?
- In Berlin um die Jahrhundertwende ein Käseladenbesitzer bestraft wurde, weil er den Urin junger Mädchen verwendete, um seinen Käse würziger zu machen.
- Die Indianer ihre Büffelfelle in Harn einweichten, um diese geschmeidiger zu machen? Sie fertigten daraus Kleidungsstücke wie Hosen, Röcke und Jacken. Außerdem konnte man durch diese Behandlung die Haare besser aus den Fellen entfernen.
  Ebenso hielten es die Eskimos und die Sibirer. Auch aus Europa sind ähnliche Techniken überliefert.
- In Irland die Waschfrauen Harn ins Waschwasser gaben? Dieser diente als Weichspüler, vor allem von Wollsachen.
- In vielen afrikanischen Ländern die Milchgefäße mit Urin ausgewaschen wurden? Diese Maßnahme diente der Desinfizierung.
- In Amerika der Tabak mit Harn gebeizt wurde, um ihm die richtige Würze zu geben? Dabei wurde vorzugsweise der Urin von Frauen verwendet, weil Männerurin zu scharf ist.
- In Sibirien der Harn von Betrunkenen getrunken wurde? So wurde der darin enthaltene Alkohol noch einmal verwertet.

Über die ganze Welt verbreitet finden sich Beispiele zur Verwendung des Urins. Erstaunlich ist, daß viele Anwendungen nicht nur bei einzelnen zu finden sind, sondern von ganz verschiedenen Völkern gleichzeitig praktiziert werden.

- Die mittelamerikanischen Indianer und auch die asiatischen Teppichweber mit Urin beizten, um die Leuchtkraft der Farben zu erhalten?
- Die Walfischfänger bis in unsere Zeit Urin verwendeten, um ihre Flanellhemden zu waschen?
- Es in der deutschen Tuchmacherstadt Bad Münstereifel den »Secki-Turm« gibt. Dort wurde bis Ende des letzten Jahrhunderts der Urin der Bürger gesammelt – dieser wurde beim Färbeprozeß der Textilien verwendet. Die Naturfarbstoffe wurden nämlich – bevor es chemische Farbstoffe gab – vor allem durch Urin wasserunlöslich, also farbecht gemacht.

Umweltfreundliche Gerberei: Auch bei der Lederherstellung gibt es alte Verfahren mit Urin.

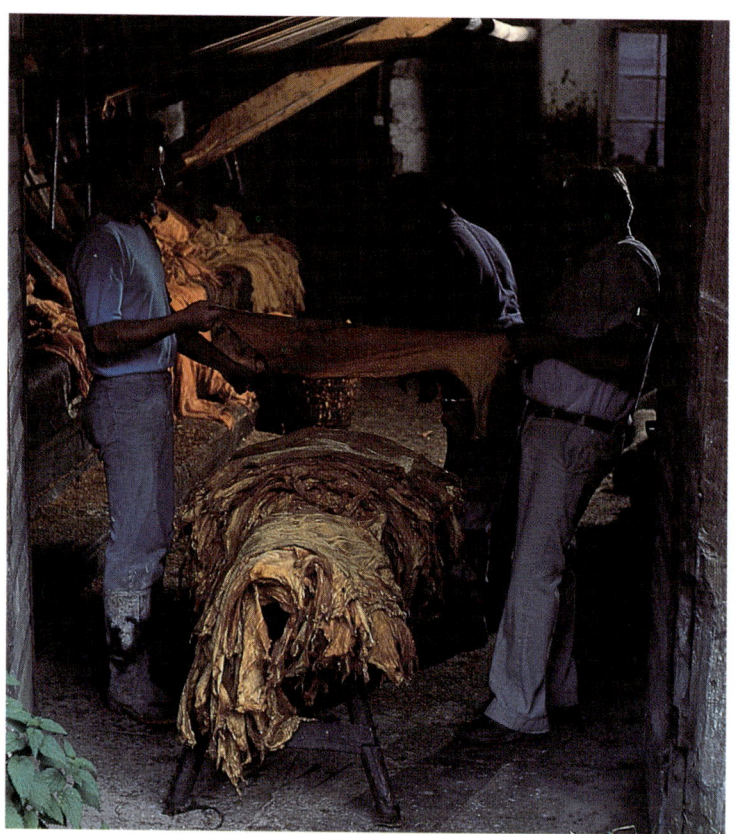

Literatur

Abele, J./Herz, K.: Die Eigenharnbehandlung. Erfahrungen und Beobachtungen. Haug Verlag. Heidelberg 1994
Die beiden Ärzte Herz und Abele haben wohl die wichtigste Grundlagenforschung auf dem Gebiet der Urintherapie im deutschsprachigen Raum geleistet.

Allmann, Ingeborg: Die Heilkraft der Eigenharn-Therapie. Ariane Verlag. Königstein 1994
Die Autorin ist gelernte Apothekerin. Mit der Urintherapie kurierte sie ihr schweres Asthma und ist inzwischen als Urintherapeutin tätig.

Armstrong, John W.: Urin – Wasser des Lebens. Erfahrungen und Heilanwendungen mit der Urintherapie. AT Verlag. Walluf 1995
Der englische Arzt Armstrong kam durch Heilerfolge bei sich selbst zur Urintherapie. Sein Buch ist eines der Standardwerke der modernen Urintherapie.

Höting, Hans: Lebenssaft Urin – Die heilende Kraft. Goldmann Verlag. München 1994
Der Autor ist Heilpraktiker und verwendet die Urintherapie seit vielen Jahren in seiner Praxis.

Kroon, Coen van der: Die goldene Fontäne. vgs Verlagsgesellschaft. Köln 1994
Der Autor ist holländischer Urintherapeut, der vor allem in Indien viele Erfahrungen gesammelt hat.

Thomas, Carmen: Ein ganz besonderer Saft – Urin. vgs Verlagsgesellschaft. Köln 1993
Das Buch entstand auf der Grundlage einer Radiosendung über Urintherapie, die eine sehr große Resonanz fand.

Thomas, Carmen: Vom Wasser des Lebens – Urin. Neue Therapieerfahrungen. vgs Verlagsgesellschaft. Köln 1995
Der Nachfolgeband von »Ein ganz besonderer Saft«.

Jeder Band 96 Seiten, durchgehend 4-farbig mit zahlreichen Abbildungen und Tabellen. Broschur. Format 17,4 x 20,3 cm

Die neuen Gesundheits-ratgeber von Südwest: Für die Balance von Körper, Geist und Seele. Für ein Leben mit Bewußtsein.

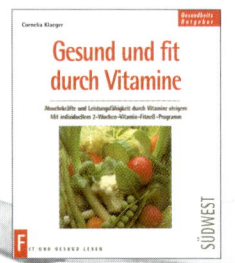

Cornelia Klaeger

Gesund und fit durch Vitamine

Abwehrkräfte und Leistungsfähigkeit durch Vitamine steigern
Mit einfachem 2-Wochen-Vitamin-Fitness-Programm

ISBN 3-517-01637-3

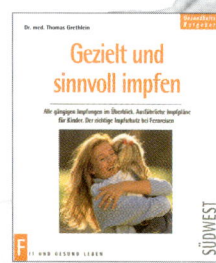

Dr. med. Thomas Gerthlein

Gezielt und sinnvoll impfen

Alle gängigen Impfungen im Überblick. Ausführliche Impfpläne für Kinder. Der richtige Impfschutz bei Fernreisen

ISBN 3-517-01676-4

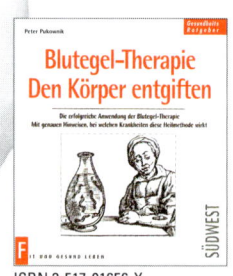

Peter Pukownik

Blutegel-Therapie Den Körper entgiften

Die erfolgreiche Anwendung der Blutegel-Therapie
Mit genauen Hinweisen, bei welchen Krankheiten diese Heilmethode wirkt

ISBN 3-517-01656-X

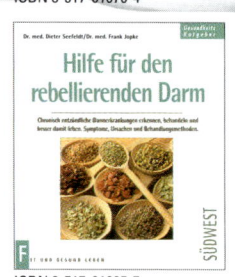

Dr. med. Eberhard Wormer

Die Heilkraft des Salzes

Kochsalz als natürliche Medizin für Körper, Haut und Atmung
Salz bei Bluthochdruck, Kropfbildung, Verdauung und als Kosmetik

ISBN 3-517-01597-0

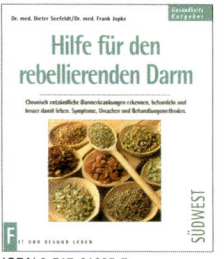

Dr. med. Dieter Seefeldt/Dr. med. Frank Jepke

Hilfe für den rebellierenden Darm

Chronisch entzündliche Darmerkrankungen erkennen, behandeln und besser damit leben. Symptome, Ursachen und Behandlungsmethoden

ISBN 3-517-01635-7

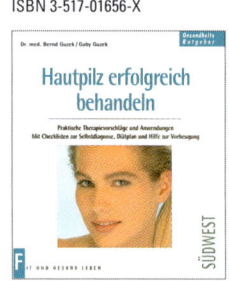

Dr. med. Bernd Guzek / Gaby Guzek

Hautpilz erfolgreich behandeln

Praktische Therapievorschläge und Anwendungen
Mit Checklisten zur Selbstdiagnose, Diätplan und Hilfe zur Vorbeugung

ISBN 3-517-01671-3

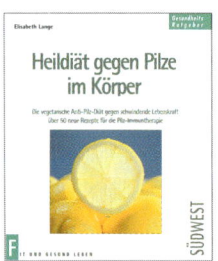

Elisabeth Lange

Heildiät gegen Pilze im Körper

Die vegetarische Anti-Pilz-Diät gegen ahnungslose Lebensleid
über 90 neue Rezepte für die Pilz-Immuntherapie

ISBN 3-517-01606-3

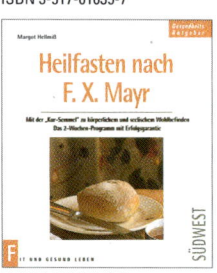

Margot Hellmiß

Heilfasten nach F. X. Mayr

Mit der „Kur-Sonne!" zu körperlichem und seelischem Wohlbefinden
Das 2-Wochen-Programm mit Erfolgsgarantie

ISBN 3-517-01660-8

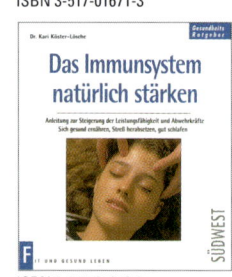

Dr. Kari Köster-Lösche

Das Immunsystem natürlich stärken

Anleitung zur Steigerung der Leistungsfähigkeit und Abwehrkräfte
Sich gesund ernähren, Streß beruhigten, gut schlafen

ISBN 3-517-01649-7

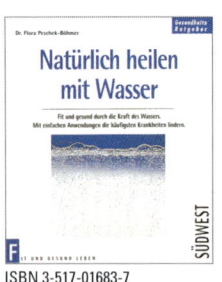

Dr. Flora Peschek-Böhmer

Natürlich heilen mit Wasser

Fit und gesund durch die Kraft des Wassers.
Mit einfachen Anwendungen die häufigsten Krankheiten lindern.

ISBN 3-517-01683-7

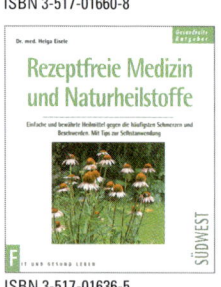

Dr. med. Helga Eiserle

Rezeptfreie Medizin und Naturheilstoffe

Einfache und bewährte Heilmittel gegen die häufigsten Schmerzen und Beschwerden. Mit Tips zur Selbstanwendung

ISBN 3-517-01636-5

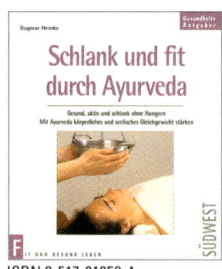

Dagmar Heinke

Schlank und fit durch Ayurveda

Gesund, aktiv und schlank ohne Hungern
Mit Ayurveda körperliches und seelisches Gleichgewicht stärken

ISBN 3-517-01659-4

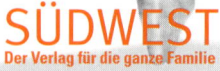

SÜDWEST
Der Verlag für die ganze Familie

Über die Autorin

Heidelore Kluge ist freie Autorin und Journalistin. Sie veröffentlichte bislang rund 30 Bücher, darunter zahlreiche Gesundheitsratgeber, die sich vorwiegend mit naturheilkundlichen Themen befassen.

Adressen

Eigenurinbehandlungen werden inzwischen von verschiedenen naturmedizinisch ausgebildeten Ärzten und Heilpraktikern angeboten. Es lohnt sich nachzufragen.
Mehrere der im Literaturverzeichnis genannten Autoren sind Urintherapeuten, an die Sie sich ebenfalls wenden können.

Dr. med. Johann Abele, Sanatorium für Biologische Heilweise, Schloß Lindach 2, 73527 Schwäbisch Gmünd
Ingeborg Allmann, Laurenbühlstr. 26, 88441 Mittelbiberach
Hans Höting, Twiedelftweg 13, 28279 Bremen

Hinweis

Das vorliegende Buch ist sorgfältig erarbeitet worden. Dennoch erfolgen alle Angaben ohne Gewähr. Weder Autorin noch Verlag können für eventuelle Nachteile oder Schäden, die aus den im Buch gemachten praktischen Hinweisen resultieren, eine Haftung übernehmen.

Bildnachweis

Archiv für Kunst und Geschichte: Titelbild (U1), 10, 89; Eric Bach Superbild: 25 (BSIP), 29 (Diaphor), 91 (G. Gräfenhain); Oswald Baumeister: 48; Beiersdorf AG: 74; bildarchiv preussischer kulturbesitz: 82; Das Fotoarchiv: 84 (Henning Christoph), 92 (Thomas Stephan); IFA-Bilderteam: 7 (Welsh), 34 (Marc), 60 (Michler), 66 (Diaf); Mauritius: 1 (Grasser), 6 (Vidler), 71 (Mio), 73 (Hubatka), 77 (Mitterer), U4 (Phototake); Alfred Pasieka: 14, 18, 23; Hans Seidenabel: 37, 39, 50, 53, 65, 67, 78; Elke Stolt Bildagentur: 5 (Visualis); Tony Stone: 12 (Michael Rosenfeld), 43 (Michael Detter), 56 (Charles Thatcher), 58 (David Stewart)

Impressum

© 1995 Südwest Verlag GmbH & Co. KG, München
Alle Rechte vorbehalten

Lektorat:
Silke Weidner
Medizinische Fachberatung:
Dr. med. Christiane Lentz
Redaktionsleitung:
Josef K. Pöllath
Bildredaktion:
Barbara Glöggler
Produktion:
Manfred Metzger
Umschlag/DTP/Satz:
Wolfgang Lehner
Druck:
Color-Offset, München
Bindung:
R. Oldenbourg, München
Printed in Germany

Gedruckt auf chlor- und säurearmem Papier
ISBN 3-517-01657-8

Register